Starke Stimme – Stark im Job

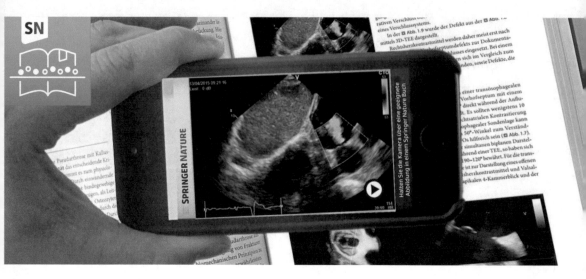
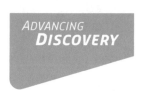

Wiltrud Föcking

Marco Parrino

Starke Stimme –
Stark im Job

Ihr Trainingsprogramm für mehr Überzeugungskraft im Beruf

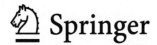 Springer

Wiltrud Föcking
IB-GIS mbH Medizinische Akademie
Schule für Logopädie
Köln, Deutschland

Marco Parrino
Praxis für Logopädie & StimmFunktion
Köln, Deutschland

Hinweis zum Online-Material
Das im Text erwähnte Online-Material können Sie unter folgender Adresse herunterladen und ansehen: http://extras.springer.com unter Eingabe der ISBN 978-3-662-58160-5. Für einige Kapitel stehen darüber hinaus Videos und Audiodateien bereit, die über die „Springer Nature More Media App" aufgerufen werden können.

Die Online-Version des Buches enthält digitales Zusatzmaterial, das berechtigten Nutzern durch Anklicken der mit einem „Playbutton" versehenen Abbildungen zur Verfügung steht. Alternativ kann dieses Zusatzmaterial von Lesern des gedruckten Buches mittels der kostenlosen Springer Nature „More Media" App angesehen werden. Die App ist in den relevanten App-Stores erhältlich und ermöglicht es, das entsprechend gekennzeichnete Zusatzmaterial mit einem mobilen Endgerät zu öffnen.

ISBN 978-3-662-58160-5   ISBN 978-3-662-58161-2 (eBook)
https://doi.org/10.1007/978-3-662-58161-2

Die Deutsche Nationalbibliothek verzeichnet diese Publikation in der Deutschen Nationalbibliografie; detaillierte bibliografische Daten sind im Internet über ▶ http://dnb.d-nb.de abrufbar.

Springer
© Springer-Verlag GmbH Deutschland, ein Teil von Springer Nature 2019

Umschlaggestaltung: deblik Berlin
Fotonachweis Umschlag: © Rawpixel.com / stock.adobe.com

Springer ist ein Imprint der eingetragenen Gesellschaft Springer-Verlag GmbH, DE und ist ein Teil von Springer Nature.
Die Anschrift der Gesellschaft ist: Heidelberger Platz 3, 14197 Berlin, Germany

Vorwort

Im Februar 2018 waren wir zur intensiven Forschungs- und Schreibarbeit für dieses Buch in Oostende. Draußen schneite oder regnete es, wir schrieben, konzipierten und wandelten auf den Spuren von Ensor, Roth und Keun. Der kalte Wind vom Meer tat sein Bestes, unseren Schreib- und Ideenfluss zu beleben. Unser Domizil war eine großzügige Altbauwohnung mit einem lichtdurchfluteten Erker. In diesem saßen wir häufig, um die kniffeligen Aspekte von „Stimme im Job" zu diskutieren. Im Rahmen der Recherche stießen wir auf das Thema Audioprofiling. In diesem Stimmanalyseverfahren werden anhand der „Deep Speech Pattern Analysis" tausende tonale und rhythmische Merkmale einer Stimme erfasst und analysiert. Die Entwicklerfirma verspricht Ergebnisse, die nicht nur Auskunft über den aktuellen Gemütszustand des Sprechers, sondern auch über weitergehende Persönlichkeitsfaktoren wie vorliegende Erkrankungen oder Charaktereigenschaften liefern. Zum Einsatz kommt dieses Programm bereits im Rahmen kriminalistischer Ermittlungen: Stimmproben eines Tatverdächtigen werden gescannt, um so wichtige Infos zum Tathergang zu erhalten. Aber auch in zahlreichen weiteren Kontexten des öffentlichen Lebens finden sich Einsatzmöglichkeiten, die den Anwendern wichtige Infos zu ihren Kunden oder Klienten liefern: Krankenkassen, Callcenter und Wirtschaftsunternehmen aller Art.

Der allgegenwärtige Optimierungswahn des „Fitness Tracking" erfasst bereits weite Teile unseres täglichen Lebens als eine Art „kybernetischer Kapitalismus" mit einem zunehmend enger gewebten Netz. Mit der Generierung individueller Biodaten zu unserem Ernährungs-, Schlaf- und Fitnessverhalten trachten wir danach, noch leistungsfähiger, smarter und gesellschaftskompatibler zu werden. Warum sollten diese Muster nicht auf das Thema Stimme übertragbar sein, um aus uns noch bessere Menschen zu machen?

Rasch ließen wir uns von der verwegenen Idee mitreißen, wie es wäre, ein interaktives Übungsprogramm für die Stimme zu entwickeln: Dieses könnte individuell auf die Bedürfnisse des Übenden programmiert werden, interaktiv von der Stimme des Übenden lernen und somit seine Stimme trainieren. Sein Stimmspektrum und -umfang würden erweitert und gemäß seinen beruflichen Anforderungen modifiziert und optimiert.

Hier saßen wir nun im Erker und diskutierten, wie es wäre, wenn wir, Prometheus gleich, mit dem Feuer unserer Leidenschaft für die Stimme, auf diesen Zug aufspringen würden?

Wir sahen uns an und in diesem Augenblick versteinerte sich unsere zuvor euphorische Mimik: Glaubten wir tatsächlich daran, dass das möglich sein könnte? Ist die Stimme und ihre Entwicklung derart berechenbar, dass sie in ihre Einzelparameter zerlegt, trainiert und per Mausklick zuverlässig für den Berufsalltag des Menschen optimiert werden kann? Wie soll das gehen? Wie könnte der Mensch denn nachvollziehen, was genau mit ihm geschieht, wie würde er die Übungen umsetzen und anwenden können? Bliebe nicht das Individuelle, Einzigartige einer jeden Stimme auf der Strecke? Wer bestimmt die Grenzen, wer zügelt falschen Ehrgeiz?

Wir haben lange diskutiert und dann zufrieden und glücklich zu dem geplanten Buchprojekt, das Sie in Händen halten, zurückgefunden.

Stimme ist anders!

Die Prozesse der Stimmentwicklung, die wir in Coachings, Stimmbildung und -therapie unterstützen, sind in der Regel unplanbar, chaotisch und sprunghaft: Stimme ist immer anders!

Unser physiologisches Know-how über die Stimmfunktion, die langjährige pädagogische Erfahrung, unsere therapeutische Grundhaltung und das Wissen um die Zusammenhänge von Mensch, Stimme und Umwelt hat uns vor allem eines gelehrt: Jede Stimme muss zunächst individuell gehört und analysiert werden, damit sie sich spezifisch und adäquat entwickeln kann.

Viele haben ihre stimmliche Kraft schon immer und ganz selbstverständlich, andere können etwas dafür tun. Die Stimmfunktion ist ein flexibles, bei vielen Menschen noch unterfordertes, ungeübtes Organ, das gut trainiert und dessen Potenzial entwickelt werden kann.

Deshalb gibt es nun dieses Buch: Wir möchten Sie darin unterstützen, sich mit der Funktionalen Kraft Ihrer Stimme bekannt zu machen. Wir unterstützen, oder – um den Begriff der Kybernetik noch einmal anders zu nutzen: wir sind die Lotsen und Sie der Kapitän oder die Kapitänin!

Nachdem wir diese Grundhaltung im Erker von Oostende gefunden hatten, gingen wir hinaus in den stürmischen Wind, fuhren mit der Fähre über die Veer, wanderten durch die Dünen und bewunderten die alten Segelboote.

Über die Autoren

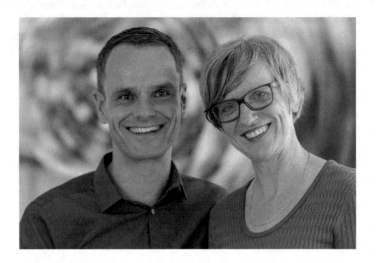

- **Wiltrud Föcking**

hat ihre Ausbildung zur staatlich anerkannten Logopädin an der Universitätsklinik Heidelberg absolviert. Sie studierte zunächst an der Universität Köln, dann an der Kunstakademie in Münster und hat ihr Kunststudium mit dem Akademie- und dem Meisterschülerbrief (Diplom) abgeschlossen. Im Anschluss erhielt sie Stipendien im In- und Ausland. Neben künstlerischer Arbeit und Ausstellungsorganisation arbeitet sie regelmäßig in logopädischen Praxen mit dem Schwerpunkt Stimmtherapie. Zurzeit ist sie leitende Lehrlogopädin (dbl) des Fachbereichs Stimmtherapie der IB-GiS Schule für Logopädie in Köln. Von 2009 bis 2012 war sie dort außerdem als Schulleitung tätig.

- **Marco Parrino**

studierte Gesang, Tanz und Schauspiel an der Musikhochschule Mannheim sowie am Bird College of Performing Arts in London und war als Solist an zahlreichen Bühnen in Deutschland und Österreich tätig. Nach seiner Ausbildung zum Logopäden spezialisierte er sich auf die Behandlung von Stimmstörungen und arbeitet neben seiner therapeutischen Tätigkeit als Stimmbildner und Gesangslehrer mit Profis und Laien. Er hat Lehraufträge als Supervisor an der Schule für Logopädie (IB-GiS) in Köln sowie als Stimmbildner an der SRH-Fachschule für Logopädie in Bonn.

Das intensive praktische und theoretische Studium der Funktionalen Methode prägen seine Stimmarbeit in Therapie und Unterricht.

■ **Starke Stimme, stark im Team**

Kennengelernt haben Föcking und Parrino sich in der Praxis. Glücklich darüber, endlich ein Gegenüber im Geiste Funktionaler Arbeit gefunden zu haben, begann augenblicklich der intensive fachliche Austausch. Sowohl in der logopädischen Praxis als auch bei ihrer Tätigkeit an der Schule für Logopädie (IB-Gis) in Köln erforschen sie unermüdlich und mit viel Freude, wie ein grundständig Funktionaler Ansatz in Theorie und Praxis der Stimmarbeit umgesetzt und erweitert werden kann.

2015 erschien ihr erstes gemeinsames Buch „Praxis der Funktionalen Stimmtherapie", in dem sie die wichtigsten Erkenntnisse der Funktionalen Therapie sowohl für Therapeuten als auch für Pädagogen nutzbar machen.

Seitdem führen Sie als Team Seminare im Bereich der Funktionalen Stimmtherapie durch, halten Vorträge und bieten Einzel- und Firmencoachings für eine starke Stimme im Job an.

■ **Nehmen Sie Kontakt auf**

► www.foecking-parrino.de

Danksagung

„Starke Stimme, stark im Job" handelt davon, wie viel Spaß Arbeit machen kann, wenn das Miteinander und die Bedingungen stimmen.

Die Arbeit an diesem Buch hat darum viel Spaß gemacht, weil alles stimmte: die Bedingungen und vor allem das Miteinander all der Menschen, die uns geholfen haben!

Dafür möchten wir uns von ganzem Herzen bedanken.

Für einen wunderbar kreativen Nachmittag, an welchem Christian Wendling die Übungsvideos mit Marc Stutenbäumer und Susanne van Zelm gedreht und dann geschnitten hat. Eure Professionalität, Ausdauer und Liebe zum Detail hat uns beglückt.

Die wunderbaren Fotos sind extra für die einzelnen Kapitel angefertigt worden. Welch ein Glück, wenn blasse Ideen für mögliche Illustrationen auf so professionelle und kreative Weise in konkrete Bilder umgesetzt werden. Herzlichen Dank an Nicola Bader (► nicolabader.com) und Christian Wendling (► christian-wendling.de).

Die Fotoaufnahmen zu den Skills Empathie, Integrität, Aggression sowie für Synergie und den Spaßfaktor sind in der Bibliothek von Dewey Muller Architekten Stadtplaner in Köln entstanden. Dank gilt dem Büro sowie Clara Charlotte Grothkopp, Arthur Hoffmann, Annabelle Louisa Müller und Ugo Sommeria-Klein, die sich als Modell zur Verfügung stellten.

Herzlichen Dank an Matthias Brandebusemeyer (impro-coach.de) für die Spaßberatung – wie immer ein Vergnügen!

Herzlichen Dank auch an die Menschen, die sich auf das Abenteuer eines narrativen Interviews eingelassen haben. Jedes Gespräch war voller Überraschungen in Bezug auf das, was sich hinter „Stimme im Job" verbirgt und wie individuell das Thema jeweils dargestellt wurde. Einige Gedanken haben wir explizit zitiert, viele sind implizit eingeflossen und haben zur Entstehung des Buches beigetragen.

In diesem Zusammenhang auch ein Dank an alle Patienten, Klienten, Schüler und Seminarteilnehmer, die die Komplexität der „Stimme im Job" aufgefächert und uns bei der Entwicklung der Stimmforscher und Übungen angeregt haben. Ihre Bereitschaft, sich mit uns immer wieder aufs Neue auf die Erkundungsreise „Stimme" einzulassen, unbekannte Stimmregionen zu erforschen, hat erst ermöglicht, all die vielfältigen Übungen und Herangehensweisen zu entwickeln und das Phänomen „Stimme" besser zu verstehen.

Danke an all die Lehrer, die uns in unserer eigenen Stimmentwicklung und stimmtherapeutischen Ausbildung unterstützt und gefördert haben.

Vielen Dank an unsere Familien und Freunde, die mit viel Geduld unser Treiben und Ringen um das 3+1© Konzept ertragen und unterstützt haben.

Ohne Eure Hilfe wäre dieses Buch nicht entstanden.

Wiltrud Föcking und Marco Parrino

Köln, im Dezember 2018

Inhaltsverzeichnis

1	Das 3 +1© Konzept – Starke Stimme im Job	1
1.1	3+1© Bausteine	4
1.2	Die Intermezzi	5
1.3	Praxisbausteine	6
1.4	Ziele	7
2	3+1© Konzept: Die Stimmfunktion	11
2.1	3+1© Basisfunktionen der Stimme	15
2.2	Add-ons der Stimmfunktion	24
	Literatur	36
3	3+1© Übungen	39
3.1	3+1© Basisübungen	42
3.2	Add-on-Übungen	55
4	Intermezzo I: Spaßfaktor	63
4.1	Lachen	64
4.2	Humor im Job	69
4.3	Spaß beim Üben	70
	Literatur	71
5	3+1© Skills: Empathie	73
5.1	Erstes Skill im Job	74
5.2	Die hellen Seiten der Empathie	74
5.3	Empathie: andererseits	77
5.4	Empathie: neuronale Spiegelungen	82
5.5	Wenn's um Stimme geht: Empathie ist Resonanz!	85
5.6	Empathie und Stimme	87
5.7	Empathie: Praxis	88
5.8	Empathiescreening	90
5.9	Zusammenfassung	91
	Literatur	92
6	3+1© Skills: Integrität	95
6.1	Einstieg	96
6.2	Integrität – Vielseitigkeit ist ihre Stärke	97
6.3	Integrität und Stimme	102
6.4	Integrität: Praxis	111
6.5	Integritätsscreening	113
6.6	Ingredienzien der Integrität	113
	Literatur	115

7	**3+1© Skills: Aggression**	117
7.1	**Rangehen**	118
7.2	**Seiten der Aggression**	120
7.3	**Aggression und Stimme**	125
7.4	**Aggression: Praxis**	130
7.5	**Aggressionsscreening**	132
7.6	**Zusammenfassung**	133
	Literatur	134
8	**3+1© Skills: Synergie**	137
8.1	**Das Plus!**	138
8.2	**Was ist Synergie?**	140
8.3	**Skills in Balance**	141
8.4	**Rollenskills**	144
8.5	**Profitieren vom Team – Synergieeffekte**	148
8.6	**Rhythmisches Hin und Her**	149
8.7	**Analog!**	151
8.8	**Zusammenfassung**	154
	Literatur	155
9	**Intermezzo II: Gender und Stimme**	157
9.1	**Genderforschung**	158
9.2	**Das Stimmgender**	158
	Literatur	163
10	**Intermezzo III: Raumakustik**	165
10.1	**Schall und Reflexion**	166
10.2	**Nachhall**	168
10.3	**DIN**	170
	Literatur	172
11	**Performance**	173
11.1	**Geballte stimmliche Kraft**	174
11.2	**Basics**	176
11.3	**So wird's Performance!**	179
11.4	**Stimmhygiene**	180
12	**Conclusio 3+1© = Starke Stimme im Job**	183
	Serviceteil	
	Anhang: Übersicht der Online-Materialien	188
	Glossar	189
	Stichwortverzeichnis	193

Das 3 +1© Konzept – Starke Stimme im Job

1.1   3+1© Bausteine – 4
1.1.1   3+1© Funktionen der Stimme – 4
1.1.2   3+1© Übungen – 4
1.1.3   3+1© Skills – 5

1.2   Die Intermezzi – 5

1.3   Praxisbausteine – 6
1.3.1   Stimmforscher – 6
1.3.2   Die Interviews – 6
1.3.3   Performance – 7
1.3.4   Conclusio – 7

1.4   Ziele – 7

Elektronisches Zusatzmaterial Die Online-Version dieses Kapitels (https://doi.org/10.1007/978-3-662-58161-2_1) enthält Zusatzmaterial, das für autorisierte Nutzer zugänglich ist.

© Springer-Verlag GmbH Deutschland, ein Teil von Springer Nature 2019
W. Föcking, M. Parrino, *Starke Stimme – Stark im Job*, https://doi.org/10.1007/978-3-662-58161-2_1

▪ Stimme im Job

Den Großteil unserer Lebenszeit verbringen wir im Job. Gespräche gehören zum Tagesgeschäft. Sie sind geplant oder spontan, gewünscht oder unerwünscht. Ganz nebenbei sind sie wichtiger Bestandteil unserer Arbeit. Meist verlaufen sie unauffällig, können aber von Konkurrenz- oder Zeitdruck geprägt sein. Hierarchische Strukturen in Organisationen verlangen einen bestimmten Konversationsstil und auch in flachen Hierarchien ist nicht immer klar definiert, wie offen gesprochen werden darf. Unterschwellige Stimmungen können zu Verstimmungen werden. Die Ruh' ist hin.

Nicht immer sind es die geplanten Sitzungen und Teambesprechungen, in denen entscheidende Dinge gecheckt werden. Auch das kleine Gespräch zwischendurch auf dem Flur kann Fakten schaffen. „Allzeit bereit!" – ist eine Erwartung, die in vielen Jobs selbstverständlich ist. Präsentationen, Vorträge, Telkos sind typische Situationen im Berufsalltag, in denen Infos vermittelt und Entscheidungen getroffen werden. Die akustischen Verhältnisse sind häufig ungünstig und erschweren die Kommunikation zusätzlich.

In all diesen Gesprächssituationen ist die Stimme Ihr wichtigstes Werkzeug. Sie ist immer aktiv, reagiert wie ein Seismograf auf alles, was um Sie herum geschieht. Die Stimme muss stark, belastbar und flexibel sein, um all den Anforderungen gerecht zu werden – eine starke Stimme im Job!

▪ Stimme im Fokus

Im Trubel des beruflichen Alltags haben wir für gewöhnlich kein Ohr für unseren Stimmklang. Die Stimme funktioniert und gut! Dabei bietet unsere Stimme ein immenses Potenzial, um Gespräche – insbesondere im Job – erfolgreich zu führen. Dieses Potenzial bleibt meist ungenutzt. Erst, wenn die Stimme nicht mehr so will, wie wir es gewohnt sind, oder wenn sie beginnt zu stören, machen wir uns Sorgen und kümmern uns um sie. Warum erst so spät aktiv werden?

▪ Ratgeber Stimme

» Stimme spielt in Rhetorikausbildungen keine Rolle, das war ein weißer Fleck für mich! Der Mensch hat für die Kommunikation viele Dinge zur Verfügung, Stimme hatte ich bislang nicht in meinem Baukasten. Ich entdecke sie gerade und finde sie sehr spannend! (aus dem Interview mit R. H.).

Ohne Umwege und Ausflüchte nehmen wir Sie mit ins Zentrum Ihrer Stimme. Sie lernen Ihren Kehlkopf kennen und erfahren, dass Sie den Stimmklang am Entstehungsort beeinflussen können. Aktiv, konkret und zielgerichtet kann die Qualität Ihrer Stimme trainiert und an Ihre stimmlichen Bedürfnisse angepasst werden. Die Stimme ist ein körperliches Ereignis und kann Ihnen zur Kraftquelle in jeder beruflichen Sprechsituation werden.

Der Buchmarkt hält eine unüberschaubare Auswahl an Stimmratgebern bereit. Das eigentliche Thema „Stimme" wird oft mit rhetorischen Anweisungen für eine bessere Atmung, Artikulation und Körperhaltung umschifft. Dass es sich bei der Entstehung der Stimme um konkrete Funktionsabläufe in unserem Kehlkopf handelt, die trainiert werden können, findet wenig Berücksichtigung. Mit diesem Buch wollen wir daran etwas ändern. Die Stimme steht im Mittelpunkt!

- **Voice sells!**

Warum sammeln und bewerten Audioprofiler die individuellen Daten unserer Stimmen? Und warum sind nicht nur Polizei und Medizintechnik, sondern auch die freie Wirtschaft brennend an diesen Daten interessiert?

Weil unsere Stimme in ihren feinsten Klangspuren und Modulationen etwas über unsere Persönlichkeit, unsere Emotionen, Bedürfnisse aussagt; bewusst initiiert oder nicht, andauernd, bei jedem noch so kleinen Seufzer. Sind wir uns dessen bewusst, können wir zielgerichtet damit arbeiten. Eine Präsentation wird erst durch die passende stimmliche Botschaft relevant, ein Verkaufsgespräch erst durch klangliche Überzeugungskraft erfolgreich.

- **Funktionale Kraft**

Erleben Sie die Funktionale Kraft Ihrer Stimme, verlieren Sie Vorsicht und Bedenken. Verlassen Sie die Komfortzone: Schonen Sie ihre Stimme nicht, sondern fordern Sie sie heraus: Sie ist Ihr persönlicher Ausdruck!

An der Erzeugung des Stimmklangs sind unzählige Strukturen wie Knorpel, Muskeln, Nerven, Sehnen, Schleimhaut u. v. a. m. beteiligt. Die Muskelsysteme des Kehlkopfs beispielsweise ziehen sich zusammen, dehnen und entspannen sich und erst diese Funktion der Kehlkopfmuskulatur ermöglicht die Entstehung eines Tons.

- **By the way: nobody is perfect!**

Es gibt keine perfekte Stimme. Vielmehr ist sie ein flexibles Organ, das auf Umwelteinflüsse reagiert, sei es eine Anspannung, eine Unaufmerksamkeit oder die Begegnung mit einem interessanten Menschen. Vielleicht macht sich ja ein Kloßgefühl bemerkbar oder die Stimme klingt etwas kratzig. Und vielleicht ist es in manchen Situationen gerade dieses Kratzen, das Ihre Stimme besonders reizvoll macht.

Diese feinen Geräuschanteile im Klang schaden der Stimme für gewöhnlich nicht, sie erholt sich schnell und reagiert im nächsten Augenblick schon wieder auf einen anderen Auslöser. Je genauer Sie ihre Stimme in ihren unterschiedlichen Ausdrucksmöglichkeiten und Modalitäten kennen, je gezielter Sie die Kraft ihrer Stimme einsetzen, desto souveräner und überzeugender können Sie die unterschiedlichen Gesprächssituationen meistern und mitgestalten.

Viel Spaß beim Lesen des Buches, beim Ausprobieren der Übungen, beim Stimmforschen und Trainieren!

1

1.1 3+1© Bausteine

Das 3+1© Konzept ist ein Trainingskonzept für die Stimme im beruflichen Alltag. ◘ Tab. 1.1 zeigt die Bausteine, aus denen es besteht. Außerdem werden die Inhalte vorgestellt und die Kapitel genannt, in denen sie beschrieben werden.

1.1.1 3+1© Funktionen der Stimme

Der Baustein 3+1© Funktionen der Stimme beschreibt zunächst die Basisfunktionen der Stimme. In ihrem Zusammenspiel ermöglichen sie die geballte Kraft stimmlicher Variationen: Sie kann laut, leise, hoch, tief, sanft, fordernd, zurückgenommen oder energisch klingen.

Die Add-ons sorgen für angenehme Druckverhältnisse im Kehlkopf und kreieren den unverwechselbaren Sound unserer Stimme – unsere stimmliche Visitenkarte. Das in diesem Kapitel dargestellte theoretische Wissen über die Stimmfunktion ist wie ein hilfreiches Gerüst, das Ihnen Sicherheit beim Experimentieren mit der Stimme gibt. ► Kap. 2.

1.1.2 3+1© Übungen

Die 3+1© Übungen beziehen sich gezielt auf die vorher beschriebenen Basis- und Add-on-Funktionen der Stimme. Diese werden somit in ihrer gesamten Komplexität trainiert. Während des Trainings kommen Sie mit der Kraft ihrer Stimme in Kontakt. Die kräftigende Wirkung ist unmittelbar spürbar und Ihre Stimme kann sich entwickeln.

Idealerweise sollten die Übungen regelmäßig durch einen Fachmann betreut und auf Ihre individuellen Erfordernisse

◘ **Tab. 1.1**   Bausteine des 3+1© Konzepts

Baustein	3+1© Funktionen	3+1© Übungen	3+1© Skills
Inhalt	3+1© Basisfunktionen - Kontakt - Dynamik - Pitch + Schwingen	3+1© Basisübungen - Staccato - Crescendo - Glissando + Dampfer, Gespenst Indianer	- Empathie - Integrität - Aggression + Synergie
	Add-ons zur Stimmfunktion - Resonanz - Unterdruck - Konzept	Add-on-Übungen - Trichter - Sog - Klangkontakt	
Kapitel	► Kap. 2	► Kap. 3	► Kap. 5, 6, 7 und 8

angepasst werden. Um Ihnen dennoch konkrete Anleitungen zu geben, haben wir Videodateien erstellt, die die Durchführung der Übungen demonstrieren. ▶ Kap. 3.

1.1.3 3+1© Skills

Bei dem Thema „Stimme im Job" denkt man unmittelbar an die vielen beruflichen Kommunikationssituationen, die die Stimme Tag für Tag bewältigen muss. Flankierend zu den Übungen haben wir drei Soft Skills in unser Trainingskonzept integriert. In dem kommunikativen Spannungsfeld, durch das wir täglich hindurch manövrieren, treiben sie uns an und unterstützen uns und unsere Stimme. Die Skills sind

- Empathie: die Fähigkeit, sich in die Gefühlswelt anderer hineinzuversetzen, ▶ Kap. 5
- Integrität: der Schutz individueller Grenzen, die Unversehrtheit der Person, ▶ Kap. 6
- Aggression: das mutige Rangehen, die Fähigkeit, einen klaren Standpunkt zu vertreten, ▶ Kap. 7

Sind die drei Skills flexibel einsetzbar, ermöglichen sie einen Zustand der Synergie. Synergie ist das Plus, das im Job einen erfolgreichen stimmlichen Kontakt ermöglicht, ▶ Kap. 8.

1.2 Die Intermezzi

Bei den Diskussionen über „Stimme im Job" stießen wir auf weitere relevante Themen. In Form kleinerer Intermezzi haben wir sie für das Buch ausgearbeitet und zwischen die Bausteine geschoben.

En passant: Stimme ist vielseitig!

▪ Spaßfaktor
Herzliches Lachen ist eine kräftige Aktivität der Stimme! Lachen ist außerdem noch gesund – für uns allein, aber auch für die Stimmung im Team. Deshalb ist es auch so ansteckend. ▶ Kap. 4.

▪ Gender
Die Genderdebatte ist in aller Munde. In diesem Intermezzo beleuchten wir dies Thema hinsichtlich seiner Relevanz für die Stimme im Job. ▶ Kap. 9.

▪ Raumakustik
Die Akustik im Raum ist ein häufig vernachlässigter Umweltfaktor, der die Stimme im Idealfall unterstützt. Die berufliche Realität sieht meist anders aus. In diesem Zwischenspiel finden Sie relevante Informationen und Tipps, die Ihren Arbeitsplatz akustisch stimmfreundlicher gestalten. ▶ Kap. 10.

1

1.3 Praxisbausteine

1.3.1 Stimmforscher

Stimmforscher sind Übungen und Beobachtungsaufgaben, die über das ganze Buch verstreut sind. Sie sollen Sie dazu ermuntern, neu auf Ihre Stimme zu hören, mit ihr zu spielen und zu experimentieren.

1.3.2 Die Interviews

Praxisbezüge: Menschen berichten über ihre Stimme im Job

Wir lassen Menschen zu Wort kommen, die über Themen mit ihrer Stimme im Joballtag berichten. In narrativen Interviews haben sie uns von ihren stimmlichen Erfahrungen erzählt. An verschiedenen Stellen des Buches unterfüttern und bereichern die persönlichen Anmerkungen unser Trainingskonzept.

- **R. H.**

Herr H. ist Mitglied der Geschäftsleitung eines Beratungshauses. Während eines Funktionalen Stimmtrainings in unserer Praxis hat er sich intensiv mit seiner Stimme und den beruflichen Umweltfaktoren auseinandergesetzt. Aus Führungs- und Kundensituationen ist er gewohnt, im Job Dinge intensiv abzuwägen und zu hinterfragen. Ebenso präzise analysierte er seine eigene Stimmentwicklung.

- **Klinik-Clownin Stefanie Schnitzler alias „Fluse"**

„Fluse" besucht als Klinikclownin Patienten und deren Angehörige in Kranken- und Seniorenhäusern sowie anderen sozialen Einrichtungen. Als Humorfachfrau ist ihre Stimme regelmäßig im Einsatz, wenn auch nicht immer in gewohnter Form: Statt eines grammatikalisch korrekten Satzes genügt Ihr oft eine schräge Lautfolge. Und das macht Spaß! Eine Clownin eben!

- **C. W.**

Herr W. arbeitet als Architekt in einem großen Architekturbüro. Als Büroleiter hat er neben der Organisation auch mit Personalfragen sowie der internen und externen Kommunikation zu tun.

- **M. S.**

Frau S. ist ein Kommunikationsprofi. Nach ihrer Ausbildung zur Kauffrau für Büromanagement hat sie in verschiedenen Unternehmen gearbeitet. Seit acht Jahren ist sie Teamleiterin in einem großen Innenstadtkaufhaus. Als Schnittstelle zwischen Mitarbeitern und Vorgesetzten muss sie Ziele absprechen, Ressourcen planen sowie Aufgaben und Prozesse koordinieren. Ihre Stimme ist für sie der „direkte Draht zu Kunden und Mitarbeitern".

In den Kapiteln zu den 3+1© Skills stellen wir drei Seminarteilnehmer und deren Stimmgeschichte im Job vor und machen Vorschläge für ein Stimmtraining.

1.3.3 Performance

Insgesamt 9 Übungen und 33 Stimmforscher verteilen sich über das gesamte Buch. Hier finden Sie alle in einer Übersicht: als geballte stimmliche Kraft!

Damit Sie für konkrete Sprechsituationen in ihrem Job fit sind, schließen sich zahlreiche praktische Tipps an, ▶ Kap. 11.

1.3.4 Conclusio

Hier laufen alle Fäden des Buches zusammen und geben einen finalen Überblick über alle Aspekte für eine starke Stimme im Job (▶ Kap. 12).

1.4 Ziele

Bevor Sie sich nun in das Abenteuer Stimme im Job stürzen, nehmen Sie sich einen Augenblick Zeit. Überlegen Sie, welche Ziele Sie sich für Ihre Arbeit an der Stimme vornehmen möchten.

> Formulieren Sie konkrete Ziele für Ihre Stimmarbeit!

■ **Der Weg ist das Ziel**

Bei der Ausbildung der eigenen Stimme ist der Weg das Ziel! Es ist ein fortwährender Entwicklungsprozess, der uns vieles über unsere Stimme und damit über uns lehrt. Ebenso wie wir, ist unsere Stimme auch nie ganz perfekt, schwächelt oder ist zerknirschter Ausdruck unserer Stimmung. Das gehört dazu und wird, auch wenn wir unsere Stimme trainieren, so bleiben. Dennoch sollten wir uns um ihre Fitness kümmern, damit sie flexibel bleibt und kontinuierlich kräftiger und zuverlässiger wird. Luft nach oben ist immer!

Auf dem Weg zu einer starken Stimme im Job ist es motivierend, sich kleinschrittige Ziele zu stecken. Diese sollten möglichst konkret, alltagsrelevant und messbar sein.

■ **Nur nicht in die Ferne schweifen**

Klären Sie, welches Ihre persönlichen Ziele für Ihre Stimme im Job sind! Beginnen Sie mit dem naheliegendsten Anliegen, das Ihnen in den Sinn kommt. Von dort aus können Sie sich Schritt für Schritt weitere Ziele stecken. Als Anregung stellen wir Ihnen in ❏ Tab. 1.2 Bausteine für die Ziele zur Auswahl, die für Ihren beruflichen Alltag relevant sind. Nutzen Sie für Ihre Ziele ❏ Tab. 1.3. Die beiden Tabellen finden Sie in den Online-Materialien unter ▶ http://extras.springer.com/2019/978-3-662-58160-5. Versehen Sie das gesteckte Ziel mit dem aktuellen Datum, dann behalten Sie den Überblick über Ihre Entwicklungsschritte!

1

◼ Tab. 1.2 Bausteine für Zielformulierungen

	Sprechsituation	Raumsituation	Terminierung	Stimmqualität	sprechen
Ich möchte	- beim Vortrag - bei der Präsentation - im Verkaufsgespräch - im Konfliktgespräch - in der Teamsitzung - beim Leiten einer Teamsitzung - beim Moderieren einer Teamsitzung - bei spontanen Zwischendurchge-sprächen - am Telefon - bei der Telko - beim Skypen - beim Vorstellungsgespräch	- im Teamraum - im Saal - draußen - in der Teeküche - im Büro - im Großraumbüro - im Seminarraum - im Klassenraum - am Messestand	- in einem Jahr - in einem halben Jahr - in einem Monat - im Laufe dieser Woche - morgen - am liebsten gestern schon - in drei Monaten	- mit kräftiger Stimme - mit lauter Stimme - mit voller Stimme - anstrengungsfrei - mit heller leichter Stimme - mit angenehmer Stimme - mit sympathischer Stimme - mit vertrauenerweckender Stimme - mit klangvoller Stimme - präsent - natürlich - lebendig - ausdauernd - mit tiefer sonorer Stimme - mit raumgreifender Stimme - mit tragfähiger Stimme	sprechen

☐ Tab. 1.3   Konkrete Zielformulierungen

Beispiel

Datum		Sprech-situation	Raum-situation	Termi-nierung	Stimm-qualität		Erreicht
7.8.18	Ich möchte	beim Vortrag	im Saal	in drei Monaten	mit voller Stimme	sprechen.	✓

Ihre Ziele

	Ich möchte					sprechen.	

3+1© Konzept: Die Stimmfunktion

2.1   3+1© Basisfunktionen der Stimme – 15
2.1.1   3+1© Basisfunktion I: Kontakt – 16
2.1.2   3+1© Basisfunktion II: Dynamik – 17
2.1.3   3+1© Basisfunktion III: Pitch – 18
2.1.4   3+1© Basisfunktion +1: Schwingung – 20
2.1.5   Koordination von 3+1© – Teamplayer – 22

2.2   Add-ons der Stimmfunktion – 24
2.2.1   Add-on I: Unterdruck – 24
2.2.2   Add-on II: Resonanz – 26
2.2.3   Add-on III: Konzept – 29
2.2.4   Finale: Selbstorganisation – 35

Literatur – 36

Elektronisches Zusatzmaterial Die Online-Version dieses Kapitels (https://doi.org/10.1007/978-3-662-58161-2_2) enthält Zusatzmaterial, das für autorisierte Nutzer zugänglich ist.

2

▪ Welcome to the world of voice!

Sie steht uns täglich zur Verfügung und das schon seit unserer Geburt. Bereits mit dem ersten Schrei nach der Entbindung machen wir mit unserer Stimme den ersten lautstarken Eindruck auf unsere Umwelt. Ein ganzes Leben lang sprechen, rufen, singen, weinen und lachen wir völlig selbstverständlich, ohne uns konkret über den faszinierenden Entstehungsprozess dieser Töne Gedanken zu machen.

▪ Was Sie in diesem Kapitel erwartet

In diesem Kapitel möchten wir Ihnen zeigen,
– wie die Stimme funktioniert,
– wo und wie genau sie entsteht und
– welche Feinheiten in den Abläufen dafür verantwortlich sind, damit Sie Ihre Stimme auf unendlich viele verschiedene Arten und Weisen modulieren können.

Sie werden nun zum Experten Ihrer eigenen Stimme.

▪ Structural Hardware: Der Kehlkopf

Wie eine Kamera sich ihr Motiv nah an die Linse heranzoomt und es scharf stellt, nähern wir uns dem Zentrum der Stimmfunktion und schauen uns zuerst einmal das „Stimmorgan" selbst an: Der Kehlkopf besteht aus Knorpel und ist aus mehreren Teilen aufgebaut. Er ist genau genommen ein Teil der Luftröhre und verbindet die Lunge mit dem Mundraum. Seine einzelnen Bestandteile Schild-, Ring- und Stellknorpel sind über Gelenke miteinander verbunden.

> **Stimmforscher**
> **Kehlkopf**
> Nehmen Sie eine aufrechte, aber entspannte Steh- oder Sitzhaltung ein und tasten Sie an der Vorderseite Ihres Halses nach der Stelle, die bei Männern Adamsapfel heißt. Wenn Sie diese Struktur nun mit Zeigefinger und Daumen greifen und schlucken, werden Sie feststellen, dass diese sich zuerst anhebt und dann wieder zur Ursprungsposition absenkt. Sie haben den Kehlkopf in der Hand. Dieser lässt sich auch nach links und rechts bewegen und bei genauerem Ertasten werden Sie entdecken, dass das Material zwar fest, aber nicht so hart wie Knochen ist und eine strukturierte Oberfläche aufweist. Der Kehlkopf besteht aus Knorpel (◘ Abb. 2.1).

Der Schildknorpel hat seinen Namen erhalten, weil er die Stimmlippen wie ein Schild schützt. Darunter befindet sich der Ringknorpel, der einer Spange der Luftröhre ähnelt. Auf dem Ringknorpel

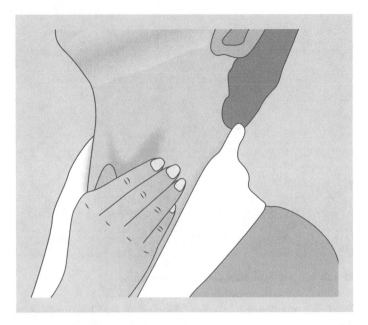

■ **Abb. 2.1**   Ertasten des Kehlkopfs

sitzen die kleinen, aber äußerst beweglichen Stellknorpel – sie regulieren die groben Bewegungen der Stimmlippen. Die Stimmlippen selbst verlaufen übrigens horizontal von vorne nach hinten –
noch genauer: von der Innenseite des Schildknorpels bis zu den
Stellknorpeln (■ Abb. 2.2).

Die Gelenkverbindungen zwischen Ring- und Schildknorpel
ermöglichen die Dehnung der Stimmlippen und somit die Ton-
höhenveränderung der Stimme. Darauf werden wir noch sehr
ausführlich eingehen. Die verschiedenen Bewegungen der Knorpel ermöglichen nun, dass wir unsere Stimme nach Lust und
Laune variieren können.

> **Stimmforscher**
> **Aktivität der Stimmlippen**
> Stellen Sie sich nun etwas Leckeres zu Essen vor und tönen
> ein lustvolles „Mmmmhhhh" (lecker). Was können Sie spüren,
> wenn Sie Ihre Hand wieder an den Kehlkopf legen? Wahr-
> scheinlich eine Art Vibration im Inneren des Kehlkopfes,
> nämlich die Aktivität Ihrer Stimmlippen.

Der Kehlkopf ist also die Struktur, in der die Stimme entsteht. Den
Aufbau haben wir schnell erklärt. Wenn es nun darum geht, zu beschreiben, wie Stimme genau funktioniert, werden wir weiter aus-
holen müssen. Die Stimme ist eine Funktion. Das Wort Funktion

2

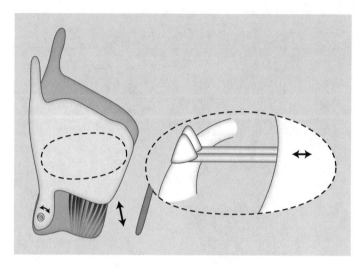

❏ **Abb. 2.2**   Kehlkopf: Stellknorpel und Stimmlippen

leitet sich aus dem lateinischen „functio" ab und beschreibt eine Tätigkeit. Was bedeutet im Zusammenhang zur Stimme der Begriff „funktional"? Ein funktionaler Ansatz in der Stimmarbeit interessiert sich für die wechselseitigen Wirkungsweisen der an der Stimmgebung beteiligten Strukturen.

> **Erst die Funktion gibt der Struktur ihre Bedeutung: Form follows function!**

Der Kehlkopf mit seinen Knorpeln hat sich im Laufe der Evolution des Menschen immer mehr ausdifferenziert, bis er zu dem Kommunikationswerkzeug wurde, das wir heute täglich benötigen. Zunächst bestand die Hauptaufgabe des Kehlkopfs mit seinen Stimmlippen vor allem darin zu verhindern, dass lebensbedrohliche Fremdkörper in die Lunge eindringen. Die Tonbildung war erst einmal sekundär. Erst als die Kommunikationsfähigkeit für den Menschen zunehmend wichtiger wurde, verwandelte sich der einfache Tonerzeuger in unserem Hals zunehmend in ein äußerst modulierbares Stimminstrument.

Beispiel

Wenn Sie morgens ins Büro kommen und „Hallo!" rufen, so ist das für die meisten von Ihnen ein Kinderspiel, über das Sie nicht weiter nachdenken. Alles läuft unbewusst, selbstorganisiert, ab. Schaut man aber hinter die Kulissen, so wird klar: die Abläufe folgen einer komplexen Dramaturgie.

Eine Schaltzentrale im Gehirn plant bereits im Vorhinein den gesamten Ablauf.

Das „Hallo", das eigentliche Spektakel, besteht aus einer feinstabgestimmten Koordination aus angemessener Lautstärke und Tonhöhe. Der Ton wird dann im Mund- und Rachenraum zum individuellen Klang abgerundet und erst die Artikulation, die Bewegung von Kiefer, Zunge, Lippen formt das gesprochene Wort.

Im Nachhinein wird dann evaluiert, ob die Stimmgebung unseren Vorstellungen entsprochen hat, indem alle Daten wahrgenommen und ausgewertet werden. Gibt es etwas zu beanstanden, teilt sie Ihnen dies in Form eines Unbehagens oder einer Empfindung mit: „Hupps, das klingt merkwürdig, fühlt sich komisch an" und vielleicht reagieren Sie mit einem irritierten Räuspern. Dieses kurze Szenario verdeutlicht: Stimme ist komplex!

Um der Komplexität der Stimme gerecht zu werden haben wir die Stimmfunktion eingeteilt in
- 3+1© Basisfunktionen
- die Add-ons I–III

2.1 3+1© Basisfunktionen der Stimme

Die 3+1© Basisfunktionen sind die vier wesentlichen Funktionen im Kehlkopf, die die Stimme ausmachen (◘ Abb. 2.3). Es sind:

I.	Kontakt
II.	Dynamik
III.	Pitch
+1	Schwingung

Die Basisfunktionen I–III stellen die strukturelle Grundausstattung der Stimmbildung dar, ohne die nichts geht. Das Schwingen ist das

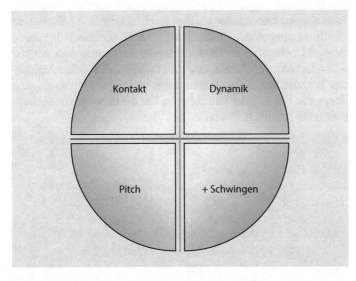

◘ **Abb. 2.3** Die 3+1© Basisfunktionen der Stimme

+1! Es ist die alles verbindende Funktion, der wesentliche Zusatz, der die Stimme ausmacht – die akustische Grundlage, die ihr ihren individuellen Charakter gibt. Erst durch die Schwingung werden die drei Basisfunktionen verknüpft und in Bewegung gebracht.

2.1.1   3+1© Basisfunktion I: Kontakt

Genaugenommen bilden die Stimmlippen ein Ventil. Es öffnet sich für die Atmung und schließt sich beim Sprechen, beim Lachen, aber auch beim Husten, wenn es verhindern muss, dass etwas in die Lunge kommen könnte, was da nicht hinsoll. So kann durch dieses Ventil eine Lungenentzündung oder gar eine Embolie verhindert werden. In Ruhestellung ist dieses Ventil, auch Glottis genannt, weit geöffnet. Sie können mühelos ein- und ausatmen.

> **Stimmforscher**
> **Stimmlippenventil**
> Lauschen Sie einmal einem Nachrichtensprecher in Bezug auf seine Atmung. Im Idealfall macht er bei der Einatmung kein Geräusch. Zwischen seinen Sätzen lässt er unmerklich den Unterkiefer fallen. Seine Stimmlippen sind weit geöffnet und können sich entspannen, die Luft kann ungehindert einfließen. Wenn bei einem Redner oder Politiker jedes Atmen mit einem Atemgeräusch einhergeht, wirkt das rasch anstrengend auf die Zuhörer. Die Stimmlippen sind nicht entspannt und nur zum Teil geöffnet. Die Luft bricht sich an der Engstelle im Kehlkopf, was wir als Atemgeräusch wahrnehmen.

Um die Entstehung eines Tones zu ermöglichen, bewegen sich die Stimmlippen aufeinander zu. Dies geschieht durch die Dreh- und Gleitbewegungen der Stellknorpel. Die Stimmlippen berühren sich und nehmen Kontakt miteinander auf. Außerdem hat der Stimmmuskel, der Vokalis, eine unterstützende Funktion, um diesen Kontakt der Stimmlippen angemessen zu regulieren. Erst durch den Kontakt der Stimmlippen kann überhaupt ein Ton entstehen (◘ Audio 2.4, ◘ Abb. 2.4).

> **Stimmforscher**
> **Basisfunktion Kontakt**
> Stellen Sie sich nun eine Situation vor, in der Sie jemanden ermahnen und zwar mit einem energischen „O-Ooooh" oder „A-Aaaah". Wie verändert sich die Aktivität in Ihrem Kehlkopf jetzt? Aus einer Vibration sind Stöße geworden, die bei steigender Intensität mit einer Art Hüpfen des gesamten Kehlkopfes einhergehen. Spüren Sie das leichte Hüpfen, wenn Sie Ihren Kehlkopf ertasten?

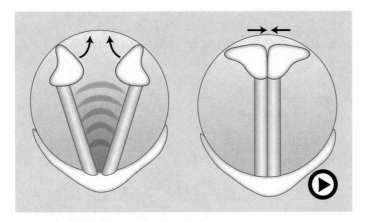

◼ Abb. 2.4   (Audio 2.4) Basisfunktion I: Kontakt

Basisfunktion I: Kontakt

Diese erste Basisfunktion der Stimme reguliert das Schließen und Öffnen und dadurch den Kontakt der Stimmlippen zueinander und heißt Kontakt.

Basisfunktion I: Kontakt
Die passende Übung finden Sie in ▶ Abschn. 3.1.1

Je nachdem, ob der geplante Ton tief oder hoch, laut oder leise sein soll, können die Stimmlippen ihre Form in unendlicher Vielfalt verändern: sie können lang oder kurz, locker oder gespannt sein. Damit das möglich ist, gibt es noch weitere wichtige Mechanismen in unserem Kehlkopf.

2.1.2   3+1© **Basisfunktion II: Dynamik**

Stimmforscher
Basisfunktion Dynamik
Probieren Sie einen Ton „Aaaa" in einer für Sie angenehmen Tonlage. Beginnen Sie ganz leise und lassen dann den Ton wie bei einer Welle an- und wieder abschwellen. Hier lohnt noch einmal der Griff an den Kehlkopf. Wahrscheinlich dehnt sich dieser beim Lauterwerden aus und die Schwingung wird stärker. Beim Leiserwerden geht alles wieder auf den Ausgangszustand zurück.

Die Dynamik unserer Stimme entsteht aus der Teamarbeit zwischen dem Anblasedruck – das ist der Druck, der bei der Tonerzeugung in der Lunge unterhalb der Stimmlippen entsteht – und dem Vokalis. Wenn wir lauter sprechen wollen, wird der Vokalis aktiv. Er arbeitet isometrisch, das heißt, er wird nicht länger, sondern in sich dicker. Seine zopfähnlich verflochtene

2

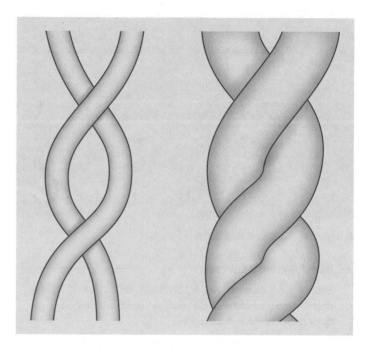

⬛ **Abb. 2.5**   Basisfunktion Dynamik: Vokalis

Struktur pumpt sich quasi prall auf (⬛ Abb. 2.5). Die Stimme wird laut und kräftig. Die Lautstärke wird in Dezibel (db) gemessen.

> **Basisfunktion II: Dynamik**
>
> Die zweite Basisfunktion der Stimme reguliert die Lautstärke der Stimme und heißt Dynamik.

Basisfunktion II: Dynamik
Die passende Übung finden
Sie in ▶ Abschn. 3.1.2

2.1.3 3+1© Basisfunktion III: Pitch

Je nachdem, ob Sie hoch oder tief sprechen wollen, schwingen Ihre Stimmlippen schneller oder langsamer. Von ca. 100-mal pro Sekunde bei einer durchschnittlichen Männer- und ca. 200-mal bei einer durchschnittlichen Frauenstimme bis über 1000-mal pro Sekunde bei einer hohen weiblichen Gesangsstimme.

Stimmforscher
Basisfunktion Pitch
Erinnern Sie sich an den letzten Stimmforscher? Verlängern Sie nun das „Mmhhh" zu einer Art Sirene, die sowohl maximal in die Höhe als auch in die Tiefe geht. Fällt Ihnen etwas auf? Ihr Kehlkopf wandert, ähnlich dem Schlucken, nach oben und unten.

Diese wichtige Basisfunktion nennen wir Pitch, englisch für Tonhöhe. Sie macht die Stimme lebendig und interessant und bewirkt, dass man jemandem gerne interessiert zuhört. Die Tonhöhe der Stimme wird angegeben in Hertz (Hz) und benennt die Zahl der Stimmlippenschwingungen pro Sekunde. Tiefe Töne entstehen, wenn die Stimmlippen dick und kurz sind, also träge langsam schwingen, hohe Töne, wenn die Stimmlippen dünn und lang gespannt sind und schnell schwingen.

Der Muskel, der die Tonhöhe reguliert, ist der CT. Er verläuft zwischen Schild- und Ringknorpel. Wenn er sich anspannt, kippen die zwei Knorpel aufeinander zu und dehnen dadurch die Stimmlippen, die ja an der Hinterseite des Schildknorpels ansetzen. (◘ Abb. 2.2) Durch die Dehnung erhöht sich die Frequenz der Stimmlippenschwingung, die Tonhöhe steigt.

Stimmforscher

Tonhöhenregulation

Das Grundprinzip der Tonhöhenregulation lässt sich sehr anschaulich durch den Einsatz eines handelsüblichen Haushaltsgummis verdeutlichen. Spannen Sie das Gummi zwischen Daumen und Zeigefinger auf, übernimmt es symbolisch die Rolle Ihrer Stimmlippen. Wiederholen Sie nun die Sirene aus dem vorangegangenen Stimmforscher. Erhöhen Sie die Spannung des Gummis, wenn Ihre Sirene in die Höhe steigt, indem Sie die Finger voneinander wegbewegen. Verringern Sie die Spannung des Gummis bei absteigender Tonhöhe.

Versuchen Sie nun, das Gummi so langsam und geschmeidig als möglich zu dehnen. Kann Ihre Sirene ebenso in die Höhe steigen? Und wie klingt es, wenn Sie das Gummi in einem Schritt in die maximale Spannung bringen? Entsprechend den Spannungsvariationen des Gummis kann auch die Länge ihrer Stimmlippen reguliert werden. Von einer stufenlosen Regulation der Tonhöhe bis hin zu markanten Tonsprüngen.

Basisfunktion III: Pitch

Die dritte Basisfunktion reguliert die Tonhöhe der Stimme und heißt Pitch.

Basisfunktion III: Pitch
Die passende Übung finden
Sie in ► Abschn. 3.1.3

Damit nun ein Ton erklingen kann, muss nun noch die Zusatzfunktion, das +, aktiviert werden.

2

2.1.4 **3+1© Basisfunktion +1: Schwingung**

Zur Stimmlippenschwingung kommt es in dem Moment, in dem Sie ansetzen zu sprechen. Die Ausatemluft trifft auf die aktiven Stimmlippen und versetzen diese in Schwingung.

> **Stimmforscher**
> **Stimmlippenschwingung**
> Tönen Sie ein kräftiges „Aaaa". Klopfen Sie dabei mit beiden Händen kräftig auf Ihre Brust und bringen Sie durch das Klopfen den Ton zum Wackeln. An diesem Wackeln hören Sie die Schwingungen der Stimmlippen, die auf das Klopfen reagieren. Können Sie dieses Wackeln auch spüren?
> Sie können auch einmal probieren zu tönen, während Sie Ihren Bauch kräftig ausschütteln.

■ **Aufbau der Stimmlippen**

Die Stimmlippen sind aus verschiedenen Schichten aufgebaut (◘ Abb. 2.6), 1 ist der Muskel, der Vokalis, 2 das hellschimmernde Stimmband und 3 die Schleimhaut. Jede Schicht übernimmt eine besondere Aufgabe bei der Stimmbildung. Durch die unterschiedlichen Eigenschaften der Schichten kommt es zu dem charakteristischen Schwingungsverlauf der Stimmlippen.

■ **Vollschwingung**

Den Vokalis, den wichtigsten Muskel zur Regulierung der Lautstärke (= Basisfunktion II), haben wir bereits genannt. Ist er aktiv,

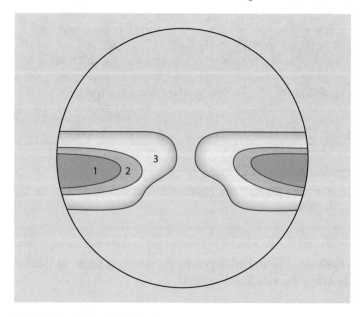

◘ **Abb. 2.6** Aufbau der Stimmlippen

können die Stimmlippen voll schwingen und der Stimmklang kann kraftvoll, laut und dynamisch werden. Ist dieser Muskel zu schwach, klingt die Stimme dünn und leise, wie eine „Kleinmädchenstimme".

■ Schleimhautschwingung

Des Weiteren interessiert uns nun die äußere Schicht, die alles umschließende sehr bewegliche Schleimhautschicht. Wie wir in ◖ Abb. 2.7 sehen können, bewegt sich diese Schleimhaut während der Stimmgebung in horizontalen und vertikalen Wellenbewegungen. 1.-7. zeigen die verschiedenen Phasen dieser differenzierten Schwingung. Während Ihre Stimmlippen also weiterhin im Kontakt bleiben, beginnen sie, sich rhythmisch zu öffnen und zu schließen.

◖ **Abb. 2.7** Schleimhautschwingung beim Stimmlippenschluss

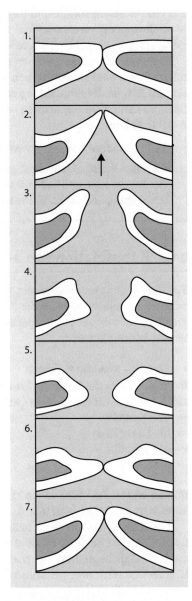

2

Hintergrundinformation

Die harmonische Wellenbewegung der Stimmlippen hat ihre Ursache in dem aerodynamischen Phänomen, das Bernoulli-Effekt genannt wird. Dieser setzt ein, nachdem der Luftstrom die Stimmlippen in Schwingung versetzt hat. Durch den darauffolgenden Unterdruck zwischen den Stimmlippen werden deren Unterkanten wieder aneinandergesaugt. Unterstützt von der Eigenelastizität der Stimmlippen kommt es wieder zum Stimmlippenschluss. Je schwingungsfähiger die Schleimhaut ist, desto intensiver der Effekt (◘ Abb. 2.7).

Diesen physikalischen Effekt gibt es nicht nur in unserem Kehlkopf. Ihr persönliches Bernoulli-Erlebnis wird Ihnen beschert, wenn Sie eine Dusche mit Vorhang benutzen. Durch die Hitze und Feuchtigkeit entsteht ein Unterdruck zwischen Ihrem Körper und dem Duschvorhang. Entsprechend den sich ansaugenden Stimmlippen wird der Duschvorhang an Ihrem Körper kleben.

Für eine belastungsfähige und tragfähige Stimme ist die Schleimhautschwingung verantwortlich. Ist diese flexibel und schwingungsfähig, so entstehen hörbare Vibrationen und Brillanz.

Die zwei Schwingungsweisen der beiden Stimmlippen arbeiten im Team. Sind sie seitengleich symmetrisch, kraftvoll und gut koordiniert, ist der Stimmklang voll und klar. Gibt es Irregularitäten, so kann es zu Geräuschen wie Rauigkeit, Knarren oder Behauchtheit kommen.

Basisfunktion +1:
Schwingung
Die passenden Übungen
finden Sie in ▶ Abschn. 3.1.4,
3.1.5 und 3.1.6

> **3+1© Basisfunktion +1: Schwingung**
>
> Die vierte Basisfunktion der Stimme reguliert das Schwingen der Stimmlippen und heißt Schwingung. Es gibt die Vollschwingung und die Randschwingung.

2.1.5 Koordination von 3+1© – Teamplayer

Für eine gelungene, funktionale, gesunde, belastungsfähige, flexible Stimmgebung müssen die 3+1© Basisfunktionen im Team arbeiten. Sie müssen gut kooperieren, das heißt dauernd miteinander koordiniert sein.

■ **Einer für alle, alle für einen**

In diesem Team der Stimmfunktionen haben alle Player ihre spezielle Aufgabe, für die sie hoch qualifiziert sind. Sie regulieren
 — den Kontakt
 — die Lautstärke
 — die Tonhöhe
 — die Schwingung

Mit diesen vier Basisfunktionen kann Ihr Instrument Stimme nun Töne in immer neuen Variationen produzieren (◘ Abb. 2.8).

Gleichzeitig sind die Basisfunktionen darauf angewiesen, dass die Kollegen sie bei ihrer Mission nach Kräften unterstützen, um das bestmögliche Resultat zu erzielen. In ◘ Video 2.9 (◘ Abb. 2.9) können Sie das Stimmlippenteam in Aktion sehen. Der Koordinator

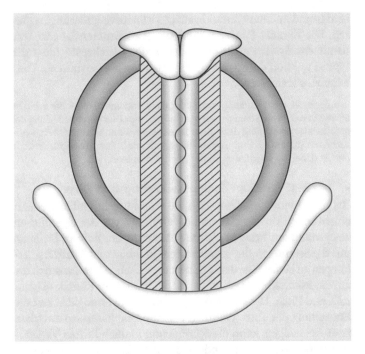

◘ Abb. 2.8   3+1© Basisfunktionen: Das Instrument

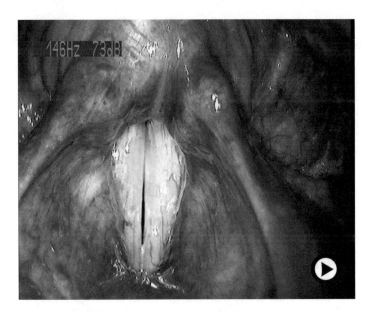

◘ Abb. 2.9   (Video 2.9) Die Stimmlippen in Aktion

dieser Teamarbeit sitzt nicht im Kehlkopf, sondern steuert aus der Firmenzentrale im Gehirn die Geschehnisse (▶ Abschn. 2.2.3).

Wenn nun beispielsweise die Dynamik-Funktion ihre Aktivität intensiviert, also die Lautstärke erhöht werden soll, müssen die

2

beiden anderen Basisfunktion auf diese Statusveränderung reagieren. Die Kontakt-Funktion muss das Aktionspotenzial erhöhen, damit das System nicht auseinanderfällt. Gleichzeitig muss die Pitch-Funktion die Spannung erhöhen, um die gewünschte Tonhöhe zu stabilisieren.

Reagierte die Pitch-Funktion nicht oder nicht angemessen auf die erhöhte Dynamik, würde die Stimme nach oben wegkippen. Dies geschieht häufig bei emotionaler Beteiligung oder unter Stress, wenn Mann oder meist Frau versucht, die Stimme zu erheben. Arbeitet die Stimme in ihrer Funktionalen Kraft und ist dabei gut koordiniert, kann das nicht passieren.

■ **Die 3+1© Basisfunktionen: Das Wichtigste in Kürze**

Bei der Einatmung öffnen sich die Stimmlippen und lassen Luft einströmen. Mit der Ausatmung und kurz vor der eigentlichen Tonproduktion bringen sich die Stimmlippen aktiv in Stellung, um die Stimme in der gewünschten Tonhöhe und Lautstärke erklingen zu lassen. Die dafür notwendige Energie kommt durch die angemessene Koordination der Basisfunktionen: Kontakt, Dynamik und Pitch. Die +1-Funktion Schwingung ermöglicht erst die Entstehung des Tons. Während einer Sprechphase, also zwischen zwei Atemzügen, kann die Stimme nun in unendlichen Variationen verändert werden, indem die Basisfunktionen permanent moduliert und in ihrem Zusammenspiel verändert werden.

2.2 Add-ons der Stimmfunktion

Im Zentrum der Stimmproduktion stehen die gerade beschriebenen 3+1© Basisfunktionen. Um die Stimmfunktion in ihrer Ganzheitlichkeit zu verstehen, gibt es noch weitere Aspekte, die Add-ons, auf die wir nun schauen werden.

Die Add-ons der Stimmfunktion sind

▬ Unterdruck
▬ Resonanz
▬ Konzept

2.2.1 Add-on I: Unterdruck

Der Unterdruck ist eine der bedeutsamsten Empfindungen beim Sprechen. Er sorgt für Leichtigkeit und Beweglichkeit, für einen vollen Stimmklang, der scheinbar „ganz von selbst" geht. Der Begriff Unterdruck ist zunächst etwas sperrig, klingt vielleicht nach zu wenig oder gar unterdrückter Energie, ist aber das Gegenteil des bekannten Druckgefühls im Hals, das häufig nach langem, angestrengtem Sprechen entsteht.

❯ **Die Stimmlippen können nur im Unterdruck effektiv arbeiten.**

Um einen Ton erzeugen zu können, müssen wir vorher einatmen. Durch die Absenkung des Zwerchfells kommt es zu einem Unterdruck in Lunge, Bronchien bis zum Kehlkopf und Mund-Rachen-Raum. Die Lunge füllt sich mit Luft, der Kehlkopf senkt sich ab und der Mund-Rachen-Raum wird weich und weit. Damit die aktiven Stimmlippen schwingen können, benötigen sie den feinen Druck der Ausatmungsluft, den oben beschriebenen Anblasedruck.

Die Ausatmung ist also ein feiner Überdruck! Unterdruck dagegen meint, dass wir beim Sprechen von dem Gefühl profitieren, das wir bei der Einatmung haben. Wir nehmen dieses Gefühl quasi mit ins Sprechen. Weite, Leichtigkeit und vor allem das Empfinden, den Ton nicht hinausdrücken zu müssen, sollen die vorherrschenden Sprechempfindungen sein. Wenn wir es also schaffen, die beiden Kräfte Unter- und Überdruck in eine Balance zu bringen, in welcher der Unterdruck die Führungsrolle einnimmt, dann wird unsere Stimmgebung gleichzeitig kraftvoll und mühelos sein.

Add-on I: Unterdruck
Die passende Übung finden Sie in ▶ Abschn. 3.2.1

■ **Überdruck – richtige und falsche Stimmlippen**

Oberhalb der Stimmlippen gibt es eine weitere Struktur, die im Englischen „false vocal cords", also „falsche Stimmlippen", und im Deutschen Taschenfalten genannt wird. Sie werden häufig dann aktiviert, wenn die eigentlichen Stimmlippen zu schwach sind und trotzdem Lautstärke produziert oder über einen längeren Zeitraum gesprochen werden soll. Der Stimmklang wird dann rau, heiser und gepresst, das Sprechen wird anstrengend und die Stimme ermüdet rasch. Die Taschenfalten sind aktiv, wenn die Stimme im Überdruck ist. In Situationen, in denen wir unter Druck stehen, schleichen sie sich, ohne dass wir es merken, ins Sprechen ein, zum Beispiel bei Überanstrengung, vielleicht unter psychischer Belastung, Zeitdruck oder Überforderung. Ganz typisch für den Einsatz der Taschenfalten sind Empfindungen wie Enge, Druck oder der sogenannte Kloß im Hals.

Stimmforscher
Unterdruck
Stellen Sie sich mit dem Gesicht vor eine Wand und legen beide Hände auf diese. Drücken Sie nun fest mit den Händen, als wollten Sie diese wegschieben. Wie fühlt sich Ihr Hals nun an? Und wie hört es sich an, wenn Sie ein lang gezogenes „Oooo" sprechen? Nun heben Sie einen vollen Wäschekorb, oder etwas Ähnliches mit beiden Händen auf und sprechen währenddessen erneut Ihr „Oooo". Wie hört es sich nun an und was fühlen Sie in Ihrem Hals? Falls Sie noch keinen Unterschied wahrnehmen können oder unsicher sind, wiederholen Sie das Experiment mit verschiedenen

> Intensitäten des Drückens bzw. unterschiedlichen zu hebenden Gegenständen.
>
> Während sich beim Schieben Ihre Stimme wahrscheinlich angestrengt anhörte und Ihr Gefühl im Hals entsprechend war, sollte sich während des Hebens ein entgegengesetzter, positiver Effekt eingestellt haben. Das Heben hat Ihre Stimmlippen, das Drücken hingegen ihre Taschenfalten aktiviert.

Künstlerisch wird die Taschenfaltenstimme eingesetzt, um einen Eindruck von Verwegenheit, Aggression oder emotionaler Tief- bis Abgründigkeit zu erzeugen. Bekannte Beispiele für diesen verwegenen Stimmklang sind die Kunstfigur „Horst Schlemmer" von Hape Kerkeling oder Louis Armstrong.

> **Add-on I: Unterdruck**
>
> Die erste Add-on-Funktion schafft angemessene Druckverhältnisse für die Stimme und heißt Unterdruck.

2.2.2 Add-on II: Resonanz

Wir haben gezeigt, wie der Ton unserer Stimme durch die aktiven Stimmlippen im Kehlkopf gebildet wird. Käme der Ton so aus unserem Mund heraus, würde er wie ein „raues, schnarrendes Geräusch" (Habermann 2001) klingen – aber das können wir ja nicht wirklich ausprobieren. Dieser sogenannte primäre Kehlkopfton klänge wie ein breites „weißes" Rauschen, das noch völlig chaotisch ist. Es hat noch nicht viel mit unserem charakteristischen, wiedererkennbaren Stimmklang zu tun, der erst durch Resonanz ausgebildet wird.

■ **Swing, swing, swing, swing …**

Resonanz bedeutet Mitschwingen. Was mitschwingt, ist ein luftgefüllter und schwingungsfähiger Resonanzraum. Bei unserer Stimme sind das die Räume oberhalb der Stimmlippen: Rachen, Mund- und Nasenraum.

Durch das Mitschwingen entsteht nun eine Vielzahl von zusätzlichen Tönen. Die Ausbildung dieser Obertöne unseres Stimmklangs entsteht zunächst durch die freien und lockeren Schleimhautschwingungen unserer Stimmlippen, die quasi das Rohmaterial zur Weiterverarbeitung liefern. Was aus diesem Rohmaterial geformt wird, entscheidet sich dann in den Resonanzräumen.

Hier wird der Kehlkopfton verstärkt und zu dem jeweils gewünschten Klang geformt. Das geschieht durch die jeweilige Ausformung der Resonanzräume. Konkret sind das die Zungen-, Lippen-, Kehlkopfstellung und der Grad der Kieferöffnung, die aus dem Stimmklang zum Beispiel einen Vokal formen.

Stimmforscher

Resonanz

Stellen Sie sich in eine freie Raumecke mit dem Gesicht zur Wand. Tönen Sie in einer angenehmen Lage ein lang gezogenes „Oooo". Probieren Sie spielerisch, welcher Abstand zwischen Gesicht/Mund und Wand und welche Neigung des Kopfes die deutlichste Echowirkung erzeugt.

Was passiert mit dem zurückkommenden Echo? Wo genau spüren Sie das Echo? Im Mundraum?

Wie weit spüren Sie die Wirkung des Echos? Was passiert im Rachen? Im Kehlkopf?

Wie klingt die Stimme? Verändert sich der Klang?

Wie gefällt Ihnen die Verstärkung Ihrer Stimme durch das Echo?

Die Reflexion Ihrer Stimme durch die Wand hat Ihren Stimmklang mit Obertönen angereichert. Ohne dass Sie sich dafür anstrengen mussten!

Entspannte, flexible und durchlässige Resonanzräume dienen unserer Stimme nicht nur als Verstärker, sondern entlasten dadurch auch den Kehlkopf, der leichtere Arbeit hat.

Add-On Funktion II: Resonanz
Die passende Übung finden Sie in ▶ Abschn. 3.2.2

- **Stimmklang visuell**

Wie kann man sich einen Klang bildlich vorstellen? In ◘ Abb. 2.10 sehen wir einen Screenshot des „Overtone Analyzer". Dieses Computerprogramm versucht das Unmögliche, nämlich einen Klang sichtbar zu machen. Wir sehen die dicke Wellenlinie, den Grundton, der durch die Schwingungsfrequenz vorgegeben ist, und die Höhe unserer Stimmlage ausmacht. Die darüber und darunter sichtbaren Wellenlinien sind die Obertöne. Grundton und Obertöne bilden gemeinsam den Stimmklang. Und je breiter unser Klangspektrum ist, desto tragfähiger und belastbarer ist unsere Stimme.

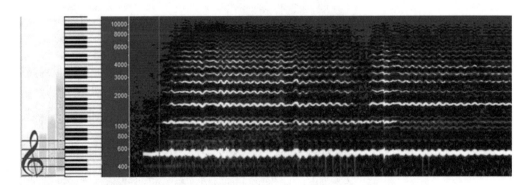

◘ **Abb. 2.10**   Screenshot des Overtone-Analyzers

2

> ❯ **Vor allem die Obertöne sind für einen lebendigen, wachen und hellen Stimmklang verantwortlich.**

Dieses individuelle Klanggemisch aus verschiedensten Obertönen macht unsere Stimme wiedererkennbar, macht sie zu dem, was uns von uns selbst oder von anderen vertraut ist: zu unserem Stimmklang!

■ **Artikulation**

Die Resonanzräume übernehmen neben der Resonanzbildung des Klangs auch noch die Aufgabe des Sprechens, das heißt die Lautbildung oder Artikulation. Dies ist im Grunde nichts anderes, als dass durch differenzierte Bewegungen von Zunge, Lippen, Kiefer und Gaumensegel im Mundraum Geräusche entstehen, die beim Sprechen die Konsonanten bilden. Wenn nun die Geräuschbildung mit der Tonproduktion zusammenfällt, entstehen stimmhafte, ohne diese stimmlose Konsonanten.

Stimmforscher
Vokale als Klangträger
Nichts ist unnatürlicher und wirkt angestrengter, als jemand, der übertrieben deutlich artikuliert. Andererseits wirkt jemand, der „den Mund nicht aufbekommt" und nuschelt, eher unmotiviert und verschlossen.

Artikulieren Sie also nicht zu viel und nicht zu wenig, sondern so, dass der Klang Ihrer Stimme im Mittelpunkt des Sprechens steht. Da die Vokale die Klangträger beim Sprechen sind, legen Sie den Fokus auf die Vokale. Der Klang muss beim Sprechen stets genug Raum haben, sich zu entfalten. Und der Kiefer soll ihn dabei elastisch und locker unterstützen. Also nicht durchs Gespräch „durchbeißen", sondern den Klang Wort für Wort „feiern".

Betrachten wir einen beliebigen Beispielsatz (◘ Audio 2.11, ◘ Abb. 2.11):

„Guten Morgen meine Damen und Herren!"

Im ersten Schritt entledigen wir uns der Konsonanten und sprechen den Text bei gleichbleibender Betonung nur mit Vokalen. Das klingt erst einmal komisch und gar nicht nach dem Ursprungssatz. Deshalb wollen wir nun die Vokale etwas dehnen und ihnen die genaue Betonung geben, wie sie im Wortzusammenhang entsteht. Je nach Position im Wort und dem Einfluss der umliegenden Konsonanten verändert sich ein Vokal. Regionale oder dialektale Färbungen ergeben weitere Betonungsnuancen.

Ist Ihnen aufgefallen, dass manche Vokale voller klingen als andere? Wahrscheinlich wird es Ihnen bei einem „Aaaa" leichter gefallen sein als bei einem „Iiii". Der Grund für dieses

Phänomen ist die dominante Artikulationsmuskulatur, welche die stimmgebende Muskulatur oftmals in ihrer Aktivität hemmt. Versuchen wir nun den Fokus auf die Stimmproduktion zu legen. Hierfür öffnen Sie den Mund wie zu einem lockeren „Aaaa" und legen beide Hände rechts und links auf den Kiefer, sodass der Mund frei bleibt.

Nun lesen Sie den Text noch einmal, nur mit den gedehnten Vokalen und versuchen, den Kiefer nicht zu bewegen. Aha, bei „Eeee" und „Iiii" will der Kiefer enger werden, stimmt's? Probieren Sie es erneut und lassen sich für „Eeee" und „Iiii" besonders viel Zeit. Wie kann ich ein „Eeee" formen, ohne dabei meinen Kiefer zu bewegen? Kann dabei meine Stimme genauso voll und kräftig sein wie bei einem „Aaaa"?

Nun sprechen Sie den Originalsatz noch einmal. Lassen Sie sich dabei etwas mehr Zeit als sonst und geben den Vokalen etwas mehr Raum. Und? Kommt Ihnen der Satz flüssiger, lebendiger über die Lippen? Und wie ist es mit dem Stimmklang?

Guten Morgen meine Damen und Herren

U – e   oa – e   ai – e   a – e   u   e – e

☐ **Abb. 2.11**   (Audio 2.11) Vokalsprechen

Add-on II: Resonanz

Die zweite Add-on-Funktion der Stimme ist die Resonanz. Sie reichert den Kehlkopfton mit Obertönen an und macht ihn zu unserem individuellen Stimmklang, mit dem wir in Kontakt zur Außenwelt gehen.

2.2.3 Add-on III: Konzept

Ob es im Gehirn ein sogenanntes Stimmzentrum gibt, das die Abläufe regiert (Kruse 2012), ist noch immer nicht erforscht. Aber sicher ist: Auch wenn wir unseren Stimmklang meist nicht bewusst steuern, ihn „von selbst" machen lassen, so gibt es doch zentrale neurophysiologische Anlaufstellen, die das Konzept unserer Stimmgebung erstellen und regulieren! Zusätzlich bekommen diese Anlaufstellen andauernd Rückmeldungen aus der Peripherie

2

des Körpers: von unseren Empfindungen und Höreindrücken. Wie unsere Stimme klingt, hängt also nicht davon ab, was wir bewusst zu kontrollieren versuchen. Auch wenn wir es vielleicht manchmal wünschen: sie gehorcht nicht ausschließlich der zentralistischen Regierung unserer grauen Hirnzellen. Ganz im Gegenteil wird sie geradezu basisdemokratisch aus der Peripherie mitregiert. Wie das Konzept für die Bildung unserer Stimme aussieht, wollen wir nun anhand der Themen Klangvorstellung und Sensorik erläutern.

2.2.3.1 **Klangvorstellung**

Beispiel

Sie ist gut vorbereitet. Der Vortrag über Antonio de Messinas Marienportrait „Verkündigung" ist gelungen. Jeder Satz sitzt. Gestern hatte sie ihn für sich gehalten, um ihre Wirkung zu prüfen, was natürlich nicht wirklich gelang. Doch an der Stelle, wo sie beschreibt, dass der Engel auf dem Bild nicht zu sehen, aber deutlich zu spüren ist – nämlich in dem Wind, der die Buchseite bewegt, und an der leicht angehobenen Hand Marias – fühlte sie, wie ihre Stimme wie von selbst lief, Wort auf Wort folgte, wie aus einem Guss, die Stimme voll, hell und warm.

Nun steht sie am Podium. Gleich ebbt der wohlwollende Begrüßungsapplaus ab und sie beginnt ihren Vortrag schwungvoll mit einem klaren und überzeugten „Guten Tag meine Damen und Herren, ich freue mich sehr darauf, Ihnen die Ergebnisse meiner Arbeit zu präsentieren!" Der Satz läuft. Sie wird das Publikum erreichen, selbst in der letzten Reihe werden sie ihre Stimme hören, der Klang der Worte wird sie umhüllen. Sie werden gerne hören, was sie zu sagen hat.

» Mit Ausnahme von spontanen Gefühlsausbrüchen beginnt Klangbildung mit einer Vorstellung. (Reid 2005)

Die subjektive Vorstellung davon, wie der Klang der Stimme sich anhören, wie die Klangbildung sich anfühlen wird und mit welch rhythmischem „Schwung" wir in die Phrase reingehen, beeinflusst die Stimmgebung erheblich. So ist es in vielen Sprechsituationen hilfreich oder sogar notwendig, eine klare und positive Vorstellung von der Stimmgebung zu haben, wie wir im Beispiel oben gesehen haben.

Die Vorstellung von unserer Stimme wird vornehmlich vom Selbstvertrauen in die Qualität unserer Stimme geprägt. Vertrauen entsteht durch die unzähligen erfolgreichen Erfahrungen, die wir tagtäglich mit unserer Stimme machen. Sind sie aber überwiegend negativ, weil wir zum Beispiel schlecht verstanden werden, weil wir unsere Stimme als zu hoch empfinden, negative Rückmeldungen von anderen bekommen oder weil wir ein Druckgefühl im Hals haben, schwindet das Vertrauen und um unsere Klangvorstellung ist es nicht so gut bestellt (◘ Abb. 2.12).

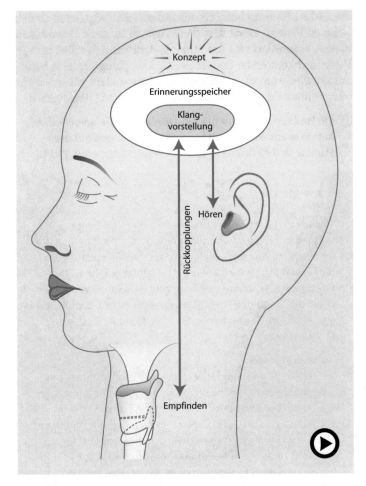

◘ Abb. 2.12 (Audio 2.12) Konzept: Klangvorstellung und Sensorik: Hören und Empfinden

All unsere Erfahrungen mit der Stimme werden im Laufe des Lebens in unserem ganz persönlichen „Erinnerungsspeicher" (Kruse 2012) gesammelt. Erklingt unsere Stimme, so werden die aktuellen Informationen mit dem Erinnerungsspeicher abgeglichen und je nach Möglichkeit wird unsere Stimmgebung angepasst, verändert, verbessert. Diesen Kontrollmechanismus nennt man auch phonatorisches Tuning.

■ Phonatorisches Tuning

Es besteht aus drei Phasen. Das sogenannte präphonatorische Tuning findet „50–500 ms vor Einsetzen eines hörbaren Tons" (Kruse 2012) statt. Danach reguliert die phonatorische Kontrolle den Ablauf der Sprechphase und schließlich checkt die postphonatorische Kontrolle im Nachhinein, ob alles nach Plan verlaufen ist. Die Daten dieser Ergebnissicherung gehen dann unmittelbar wieder in

2

die nächste Stimmgebung ein und korrigieren, regulieren so den weiteren Verlauf. Ohne dass diese Abläufe in unser Bewusstsein rücken, organisiert sich das Stimmsystem aus sich selbst heraus. Diese hochkomplexen und feinen Rückkopplungsprozesse beeinflussen wiederum unsere Klangvorstellung, indem wir mit mehr oder weniger Selbstvertrauen in die Stimmgebung hineingehen.

> Ein Funktionales Stimmtraining fördert die Klangvorstellung, indem es zunächst einmal positive Erfahrungen mit der Stimme und Aktivierung von Kraftpotenzialen ermöglicht.

Stimmforscher
Jubeln
Tatsächlich lässt sich stimmliche Kraft durch konkrete Vorstellungen meist sehr gut hervorlocken! Zum Beispiel ist es leichter, ein hohes c über ein freudiges Jubeln anzusteuern als dies willkürlich zu versuchen. Probieren Sie es einmal. Die entsprechende Klangvorstellung zum Beispiel Ihrer Lieblingsband, der Sie zujubeln, wird Ihnen helfen, in den kraftvollen, energetischen Sound hineinzufinden (◘ Audio 2.12, ◘ Abb. 2.12).

Butterbrotpapier
Außerdem gibt es zahlreiche Hilfen und Stimulationen, die willkürlich steuerbar sind und den Selbstorganisationsprozess der Stimmfunktion beeinflussen können. Nehmen Sie ein Stück Butterbrotpapier zur Hilfe und halten dies während des Jubelns locker an Ihre Lippen. Versuchen Sie, das Papier zum Vibrieren zu bringen. Klappt es nicht sofort, könnte es daran liegen, dass Ihre Lippen noch nicht die richtige Stellung, Ihr Mundinnenraum nicht die passende Ausformung gefunden hat (◘ Audio 2.12, ◘ Abb. 2.12).

Je klarer und selbstsicherer unsere Klangvorstellung ist, desto größer ist die Wahrscheinlichkeit, dass unsere Stimmgebung dann präsent, fokussiert und energetisch ist, wenn es darauf ankommt. Und desto zuverlässiger ist sie.

Die Klangvorstellung könnte man als Klammer bezeichnen, die alles Vorhergegangene zusammenhält und ein besonderes Augenmerk verdient: Sie prägt das psychophysische Konzept unserer Stimme! Doch einen wichtigen Zusammenhang müssen wir noch erwähnen. Das Konzept wird natürlich nicht nur in unserer Zentrale im Gehirn erstellt. Unser aktueller Stimmklang ist ein flüchtig vergängliches Ereignis, ein dauernd währender Prozess, der sich entwickelt und auf äußere Einflüsse und innere Befindlichkeiten reagiert. Diese dauernd auf die Stimmqualität einprasselnden Informationen, die das Konzept unserer Stimme beeinflussen, werden von der Sensorik reguliert.

Klangvorstellung

Unsere Stimmgebung wird von der Voreinstellung geprägt, die wir aufgrund unserer Erfahrungen mit unserer Stimme erwarten. Dieser Aspekt heißt Klangvorstellung.

2.2.3.2 Sensorik

Die Motorik steuert die für die Stimmgebung nötige Muskulatur der 3+1$^©$ Basisfunktionen. Die Sensorik dagegen ist dafür zuständig, den jeweils aktuellen Zustand der Gelenke, der Stimmlippenschleimhaut usw. wahrzunehmen und die für den Ablauf wichtigen Informationen an das Zentralnervensystem (ZNS) zu senden.

Rezeptoren an Muskeln und Sehnen melden dem ZNS Stellung, Lage und Dehnungsgrad des jeweiligen Muskels. Die wichtigsten „Botschafter" der Sensorik sind die Muskelspindeln. Indem sie andauernd Informationen aufnehmen, an unseren Erinnerungsspeicher senden, „füttern" sie unsere Klangvorstellung.

Sensorik

Die Sensorik sammelt Informationen über die Abläufe in unserem Kehlkopf, die für die aktuelle Stimmqualität verantwortlich sind, und reguliert dadurch den Prozess der Stimmgebung.

Die wichtigsten Aspekte der Sensorik, die uns unsere Stimme erleben lassen, sind das Hören und das Empfinden.

▪ **Hören**

Das Hören gibt uns eine wesentliche Orientierung bei der Wahrnehmung und Kontrolle des Stimmklangs. Grundsätzlich unterscheiden wir zwischen dem äußeren Hören, das heißt den Informationen, die von außen in unsere Ohren gelangen, und dem inneren Hören der eigenen Stimme im Körper. Außerdem können wir das Fremdhören, das heißt das Hören der Stimmen anderer, vom Hören der eigenen Stimme abgrenzen.

Jeder kennt das Phänomen, dass man seine eigene Stimme auf einem Tonträger nicht erkennt. Sie klingt meist dünner und irgendwie fremd. Daher sind viele irritiert bis enttäuscht von ihrer Stimme. Dies liegt an der Hörweiterleitung, die beim Fremdhören, also auch beim Hören der eigenen Stimme, wenn sie von einer Audioaufnahme kommt, über die sogenannte Luftleitung erfolgt. Sie kommt also generell von außen, wie die Stimme anderer Menschen auch. Dahingegen verläuft das Eigenhören, während wir sprechen, über die Knochenleitung: Der Schall, der durch die Stimmlippenschwingung entsteht und in den Ansatzräumen verstärkt wurde, überträgt sich auf den Schädelknochen und wird von dort im Hörzentrum als eigener Stimmklang verrechnet und erkannt. Für gewöhnlich nehmen wir die Stimme in uns lauter und voller wahr, als es die von „außen" gehörte ist, und sind darum enttäuscht.

Erst mit zunehmender Erfahrung können wir die Informationen von Fremd- und Eigenhören zu einem wiedererkennbaren Eindruck unserer eigenen Stimme verknüpfen und einschätzen, wie sich unsere Stimme wohl von außen anhört. Dementsprechend können wir sie gezielt einsetzen oder sogar variieren. Durch die geschulte Hörwahrnehmung werden wir zu gelassenen Beobachtern unserer eigenen Stimmfunktion.

Hören ─────────────────────────────

Das Hören der eigenen Stimme ist eine wichtige Kontrollinstanz, die andauernd den auditiv wahrgenommenen aktuellen Stimmklang mit dem Konzept unserer Stimme abgleicht und reguliert.

■ **Empfinden**

Wir begegnen einander mit Hilfe unserer Stimmen, Stimmen berühren uns und dennoch bleiben die Stimmen der anderen außerhalb von uns. Nur unsere eigene Stimme nehmen wir aus dem Inneren unseres Kehlkopfes über die Knochenleitung wahr. Sie ist Teil unserer Körperempfindung, also zunächst einmal die körperliche Seite unserer Wahrnehmung. Sie ist ein Erlebnis, das Raum nimmt, Präsenz einfordert und nicht gleich sprachlich, intellektuell erfasst und analysiert werden kann (Dorsch 1991). Wir empfinden etwas und nehmen es vielleicht erst viel später bewusst wahr. Und plötzlich wird uns klar, dass die Empfindung uns schon länger begleitet hat, wir nur noch nicht aufmerksam darauf geworden sind. Zum Beispiel Verspannungen im Nacken. Wir vergessen Sie zeitweilig, weil wir uns ablenken, aber sie kommen wieder und irgendwann lassen sie sich nicht mehr verleugnen.

Für den Phänomenologen Bergson (1991) ist Empfindung nicht etwas dem Menschen Eigenes wie die Sinne, sondern eine Fähigkeit, die zunächst einmal entwickelt und dann geübt werden muss. So muss ein Kleinkind zum Beispiel durch Erfahrung und Erziehung lernen, wo genau das unangenehme Gefühl im unteren Rumpfbereich herrührt. Ist es Hunger, ist die Blase voll oder meldet sich der Magen? Bis sich die Empfindung ausdifferenziert hat, wird es pauschal über Bauchschmerzen klagen.

Auch in Bezug zur Stimme können wir die Empfindungen, die wir im Hals erleben, präzisieren. Gerade bei einem Funktionalen

Training der Stimme spielt ein ausdifferenziertes Empfinden der Aktivitäten im Kehlkopf eine entscheidende Rolle. Häufig berichten Übende von bisher unbekannten Empfindungen in ihrem Hals. Sie sind unsicher, ob es sich um eine positive Empfindung im Sinne von Aktivierung und Sport oder um eine negative Empfindung mit Druck und Enge handelt. Mit geschulter Selbsterfahrung und präzisem Wissen über die Stimmfunktion können wir genauer bestimmen, wie eine Empfindung im Hals zu bewerten ist und wo genau zum Beispiel ein Druckgefühl zu verorten ist. Ob in den Stimmlippen selbst oder an einer darüber oder darunter liegenden Struktur.

Empfinden

Das Empfinden für Bewegungen, Kraft, Leichtigkeit, Druck oder Schmerz im Kehlkopf, Rachen, Mund ist eine wichtige neurophysische Kontrollinstanz. Sie sammelt andauernd Informationen über den aktuellen Aktivitätsstatus aller an der Stimmgebung beteiligten Körperstrukturen und gleicht diese mit dem Konzept unserer Stimmgebung ab.

2.2.4 Finale: Selbstorganisation

Alle diese Teilfunktionen und Aspekte zusammen machen unsere Stimmfunktion aus. Und gerade diese Vielseitigkeit macht sie so faszinierend!

Auch wenn wir die einzelnen Funktionen und Aspekte der Stimme hier einzeln unter die Lupe genommen haben, dürfen wir nicht vergessen: Sie alle arbeiten fortwährend miteinander, beeinflussen sich gegenseitig und können nicht ohne einander, um unseren individuellen Stimmklang zu realisieren (◘ Abb. 2.13).

Und das Beste zum Schluss dieses Kapitels: Nein, wir müssen die vielen Aspekte nicht alle gesondert kontrollieren. Wie sollte das gehen? Vor allem im Trubel des Alltagsgeschehens, im Job, in hitzigen Debatten. Die Stimmfunktion ist selbstorganisiert, das heißt, grundsätzlich regeln sich die Abläufe automatisch und sind in diesem Zusammenspiel unserem Willen gar nicht zugänglich.

Um die Abläufe aber dennoch zu verbessern, effektiver einsetzen zu können, können wir uns die Einzelfunktionen anschauen, sie isoliert erleben und sie isoliert trainieren. So können Sie zum Beispiel Ihre Stimmkraft stärken, mit Hilfe Ihrer Pitch-Funktion mehr Lebendigkeit in Ihr Sprechen bringen oder durch Konkretisierung Ihrer Klangvorstellung mutiger in das nächste Gespräch gehen. Die dynamische Grafik 2.13 illustriert das Zusammenspiel der Einzelfunktionen unserer Stimme.

2

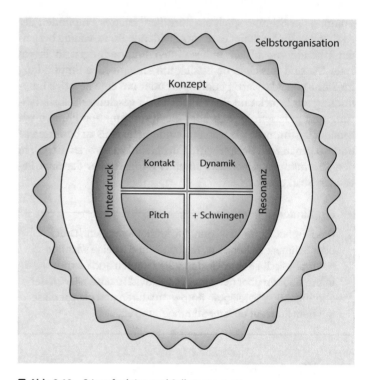

□ **Abb. 2.13**   Stimmfunktion und Selbstorganisation

Literatur

Zitierte Literatur

Bergson H (1991) Materie und Gedächtnis. Meiner, Hamburg
Dorsch F (1991) Psychologisches Wörterbuch. Huber, Bern, S 169
Habermann G (2001) Stimme und Sprache, 3. Aufl. Thieme, Stuttgart, S 48
Kruse E (2012) Funktionale Laryngologie. Elsevier, München, S 24, 28
Reid CL (2005) Funktionale Stimmentwicklung. Schott, Mainz

Weiterführende Literatur

Fischer P-M (1984) Die Stimme des Menschen. Lang, Frankfurt am Main
Föcking W, Parrino M (2015) Praxis der Funktionalen Stimmtherapie. Springer, Berlin/Heidelberg
Grohnfeld M (1994) Stimmstörungen. Handbuch der Sprachtherapie, Bd 7. Marhold, Berlin
Gross-Janssen S (1997) Die funktionale Stimmpädagogik nach Gisela Rohmert in der logopädischen Stimmtherapie. Forum Logopädie 3:5–10
Gundermann H (1991) Heiserkeit und Stimmschwäche. Thieme, Stuttgart
Gundermann H (1994) Phänomen Stimme. Reinhard, München
Habermann G (1996) Stimme und Mensch. Median, Killisch-Horn
Husler F, Rodd-Marling Y (2003) Singen. Schott, Mainz
Jacoby P (1987) Die Doppelventilfunktion des Kehlkopfs und ihr Bedeutung für die Phonation. In: Gundermann H (Hrsg) Aktuelle Probleme der Stimmtherapie. Fischer, Stuttgart
Jacoby P (2000) Die eigene Stimme finden: Stimmbildung durch organisches Lernen. Die blaue Eule, Essen

Jung CG (1995) Definitionen. Gesammelte Werke, Bd 6. Walter, Düsseldorf, S 456 ff.

Klingholz F (2000) Medizinischer Leitfaden für Sänger. Libri Books on Demand,

Lang A, Saatweber M (2011) Stimme und Atmung. Kernbegriffe und Methoden des Konzeptes Schlaffhorst-Andersen und ihre anatomischen und physiologischen Erklärungen. Schulz-Kirchner, Idstein

Nawka T, Wirth G (2008) Stimmstörungen. Deutscher Ärzteverlag, Köln

Reid CL (2009) Erbe des Belcanto. Schott, Mainz

Rohmert W (1987) Grundzüge des funktionalen Stimmtrainings. Dokumentation Arbeitswissenschaft, Bd 12. Schmidt, Köln

Rohmert G (1991) Darstellung der Entwicklung einer spezifisch klangorientierten Musikpädagogik des Lichtenberger Instituts für Gesang und Instrumentalspiel. In: Rohmert W (Hrsg) Grundzüge des funktionalen Stimmtrainings, Dokumentation Arbeitswissenschaft, Bd 12. Schmidt, Köln

Rohmert G (1992) Der Sänger auf dem Weg zum Klang. Schmidt, Köln, S 41

Seidner W, Wendler J (2010) Die Sängerstimme. Henschel, Leipzig

Zimbardo PG, Gerrig RJ (2008) Psychologie. Pearson, München

3+1© Übungen

3.1   **3+1© Basisübungen – 42**

3.1.1   Staccato – 42

3.1.2   Crescendo – 44

3.1.3   Glissando – 46

3.1.4   Dampfer – 49

3.1.5   Gespenst – 51

3.1.6   Indianer – 53

3.2   **Add-on-Übungen – 55**

3.2.1   Sog – 55

3.2.2   Trichter – 57

3.2.3   Klangvorstellung – 60

Elektronisches Zusatzmaterial Die Online-Version dieses Kapitels (https://doi.org/10.1007/978-3-662-58161-2_3) enthält Zusatzmaterial, das für autorisierte Nutzer zugänglich ist.

3

Hätten Sie gedacht, dass Stimme so komplex ist und sich aus derart vielen Bausteinen zusammensetzt? Ausführlich haben wir Ihnen in ▶ Kap. 2 die 3+1© Basisfunktionen und die darüber hinaus relevanten Add-ons der Stimme vorgestellt. Sie sind tief in die anatomischen und physiologischen Zusammenhänge eingetaucht. Ihr Wissen soll nun mit noch mehr Leben gefüllt werden, indem Sie es praktisch anwenden und für sich nutzen können. In diesem Übungskapitel werden Sie zu jeder der Basisfunktionen und Add-ons Übungen kennenlernen (◘ Tab. 3.1).

Um einen dauerhaft stabilen und flexiblen Einsatz Ihrer Stimme im Job zu gewährleisten, ist es wichtig, alle genannten Teilfunktionen regelmäßig zu trainieren. Denn die Stimme ist Ihr wichtigstes Instrument in jeder Sprechsituation und muss gepflegt werden wie der Körper eines Sportlers. Dieser muss vor allem die für seine spezifische Sportart wichtigen Muskelpartien fit halten. Dies erreicht er durch ein regelmäßiges Training sowie ein spezielles Aufwärmprogramm vor einem Wettkampf.

Sie sollten neben dem regelmäßigen Training auch vor einem Arbeitstag oder Vortrag Ihrer Stimme die passenden Impulse geben, um für die stimmliche Herausforderung gewappnet zu sein.

◘ **Tab. 3.1**   3+1© Funktionen und Übungen

Funktion	Übung	Abschnitt
Kontakt	Staccato	▶ 3.1.1
Dynamik	Crescendo	▶ 3.1.2
Pitch	Glissando	▶ 3.1.3
Schleimhautschwingung	Dampfer	▶ 3.1.4
	Gespenst	▶ 3.1.5
Vollschwingung	Indianer	▶ 3.1.6
Unterdruck	Sog	▶ 3.2.1
Resonanzbildung	Trichter	▶ 3.2.2
Konzept	Training der Klangvorstellung	▶ 3.2.3

■ **Die Übungen**

Die 3+1© Basisübungen sowie die Add-on-Übungen berücksichtigen die wichtigsten Erfordernisse für Ihre Stimme und sollten in keinem Training fehlen. Sie sind so konzipiert, dass Sie ohne jegliche Vorkenntnisse durchgeführt werden können. Jede Übung wird durch

— Erläuterungen zum Background
— Ziele für die Stimme im Job
— ausführliche Anleitung „und … Action!"
— Variationsideen
— Support-Angebote
— sowie eine Videodatei

anschaulich erläutert und soll Sie anregen, sich lustvoll in Ihr Stimmtraining zu stürzen.

Sie finden außerdem Fragen rund um Ihre Erlebnisse mit der eigenen Stimme. Als spielerische Anregung für Ihre Wahrnehmung können Sie Ihnen helfen, die Neugierde auf Veränderungen wachzuhalten.

■ **Skilltrainer**

In Verbindung mit den 3+1© Skills (▶ Kap. 5, 6 und 7) liefern Ihnen die Skilltrainer konkrete Tipps für die Kommunikation im beruflichen Alltag.

■ **Wie üben?**

Idealerweise sollten die Übungen regelmäßig durch einen Fachmann betreut und auf Ihre individuellen Bedürfnisse angepasst werden. Um auch beim eigenständigen Üben die bestmöglichen Trainingserfolg zu erzielen, sollten Sie folgende Punkte beachten. Denn spürbare Veränderungen bringen Motivation und steigern den Spaßfaktor!

■■ **Vorher – nachher**

Spüren können Sie den Effekt der Übungen am besten, wenn Sie vor Ihrem Training einen beliebigen Text laut vorlesen. Verwenden Sie eine Textpassage Ihrer Präsentation für das nächste Meeting! Wie hört sich die Stimme an? Ist sie schon wach, kräftig und bereit fürs Sprechen?

Nach Ihrem Training sprechen Sie Teile des Textes noch einmal. Was hat sich verändert im Stimmklang? Wie ist es mit dem Gefühl in Ihrem Hals, der Anstrengung?

3

▪▪ Für langfristige Stimm-Power
— Regelmäßig üben:
    — kleine tägliche Einheiten à 10 Minuten
    — Bonus: 1-mal pro Woche ein zusätzliches intensives
      Training à 30 Minuten lohnt sich!
— Räumliches Setting: Sorgen Sie für eine ruhige Umgebung
  ohne ablenkende Störgeräusche.
— Rituale helfen, die Übungen ganz oben auf der Prioritätenliste
  zu platzieren.
— Verabreden Sie sich mit sich selbst und tragen Sie die
  Übungszeiten als festen Programmpunkt in Ihrem
  Kalender ein.
— Üben Sie mit Kollegen, Freunden oder dem Partner. Sie
  können sich gegenseitig motivieren, unterstützen und
  korrigieren.
— Qualität vor Quantität!
— Übungen nicht mechanisch abarbeiten, sondern mit wacher
  Aufmerksamkeit durchführen!
— Finden Sie Ihren persönlichen Komfortbereich, also die
  Tonlage, in der die Übungen am leichtesten durchzuführen
  sind. Mit etwas Routine können Sie nach einiger Zeit die
  Grenzen mutig verschieben.

> **Weitere wichtige Tipps für eine erfolgreiche Performance**
> **finden Sie in ▸ Kap. 11.**

3.1   3+1© Basisübungen

3.1.1   Staccato

Viele Menschen erleben es im Job als große Herausforderung, in der Vielfalt der Arbeitsbereiche, Themen und Aufgabenfelder ein klares Statement abzugeben, Wichtiges von Unwichtigem zu trennen und auch mal „Nein!" zu sagen. Mit dieser Basisübung lernen Sie, genau den richtigen Ton zu treffen und auf den Punkt zu kommen – ohne Umschweife und Energieverschwendung. In ▫ Abb. 3.1 (▫ Video 3.1) sehen Sie das spielerische, punktgenaue Hüpfen – wie beim Staccato.

▪   Ziele für die Stimme im Job
Mit dem Staccato lenken Sie die Aufmerksamkeit auf das Zentrum Ihrer Stimme. Sie trainieren die Kontakt-Funktion Ihrer Stimmlippen. Durch das rhythmisch-federnde, akzentuierte Anstoßen der Töne lernen Ihre Stimmlippen, kraftvoll und gleichzeitig flexibel ihre Arbeit aufzunehmen und für die Dauer eines Tons oder einer Sprechphrase in Kontakt zu bleiben.

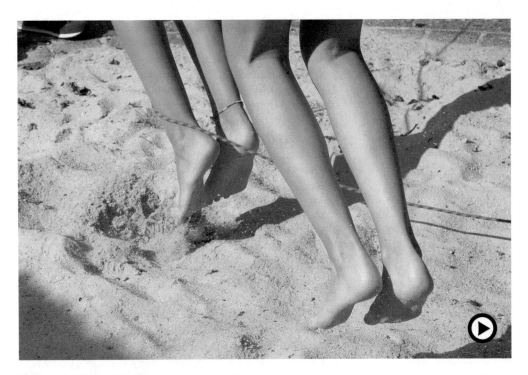

⊡ **Abb. 3.1** (Video 3.1) Staccato

In ▶ Abschn. 2.1.1 finden Sie die Beschreibung der Kontakt-Funktion.

Staccato

Staccato bedeutet, Töne hüpfend wie ein Flummi anzustimmen und von anderen Tönen abzusetzen.

Auf den Punkt!

- **und ... Action!**

— Schritt 1:

— Stellen Sie sich vor, Sie würden jemanden rügen oder jemandem etwas verbieten und sprechen mit der Klangvorstellung „Hab ich Dich erwischt" bzw. „Lass das"!?: „Oh-oh!" „Äh-äh"!

— Darf sich Ihre emotionale Energie in der Stimme widerspiegeln? Darf diese klar und knackig im Klang, forsch und frech sein?

— Können Sie mit Ihrer Stimme einen klaren Standpunkt vertreten? Auf den Punkt kommen? Können Sie diesen in der Präzision der Töne erkennen?

— Legen Sie Ihre Hand an den Kehlkopf und spüren die Aktivität im Innern und seine Ausdehnung. Können Sie

3

den Zusammenhang zwischen den Tönen und der Aktivität in Ihrem Kehlkopf wahrnehmen? Die eindeutigen Impulse im Kehlkopf spüren?

— Schritt 2: Wählen Sie nun eine angenehme Tonhöhe, in der die Staccatoschläge kurz und federnd wie das Hüpfen eines Grashüpfers oder Flummis aufeinanderfolgen? „Oh! Oh! Oh!"

— ◘ Video 3.1 (◘ Abb. 3.1)

▪ **Variation gefällig?**
— Variation 1:
 — Wie klingen die Staccatoschläge, wenn Sie die Töne intensivieren und verlängern? Wie das Hüpfen eines schweren Balls oder auf einem Trampolin? „Ooh! Ooh!" Gelingt die Vorstellung? Wie elastisch ist Ihr Stimmlippentrampolin? Wie verändert sich der Ton durch die Hüpfvorstellung?
— Variation 2:
 — Beginnen Sie nun damit, die Tonhöhe zu variieren. Probieren Sie hohe und tiefe Tonlagen aus und beobachten Sie, wie der Klang und die Impulse im Kehlkopf sich verändern. Mit welchem Vokal gelingt die Übung am besten und mit welchem macht Sie am meisten Spaß?

Skilltrainer für Integrität: Sie wollen mit Ihrer Stimme einen klaren Standpunkt vertreten? Lesen Sie auch ▶ Kap. 6

▪ **Support**
— Machen Sie hüpfende Handbewegungen in die Luft, als hätten Sie ein Jojo in den Händen.
— Achten Sie darauf, dass die Töne rhythmisch aufeinander folgen. Lassen Sie diese nicht schwerfällig und träge werden. Geben Sie Ihnen einen beschwingten, tänzerischen Impuls und halten Sie das Bild des Flummis, des Grashüpfers oder des Balles und die Klangvorstellung wach. So können die Töne trotz Intensität und Bestimmtheit flexibel zurückfedern.

3.1.2 Crescendo

Wenn Sie merken, dass Ihr Rücken zu schwach ist und langes Sitzen anstrengend wird, können Sie mit etwas Disziplin und den entsprechenden Übungen kontinuierlich Ihre Rückenmuskulatur kräftigen. Leider gibt es keine entsprechenden Geräte oder Gewichte, um Ihren Stimmmuskel, die Dynamikfunktion, zu trainieren. Mit dieser Basisübung setzen Sie direkt an Ihrer stimmlichen Schwachstelle an und müssen dafür weder das Haus verlassen noch in teure Apparaturen investieren. Eine prima Übung auch für Stubenhocker! In ◘ Abb. 3.2 (◘ Video 3.2) sehen

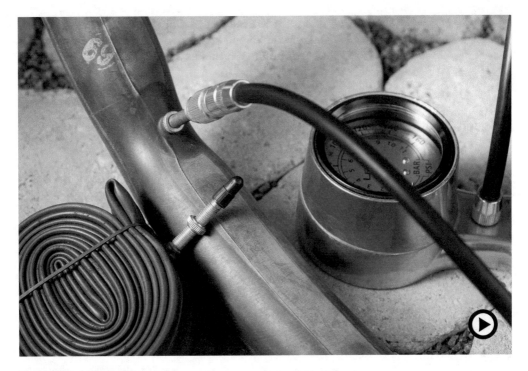

◘ **Abb. 3.2**   (Video 3.2) Crescendo

Sie einen Fahrradschlauch. Das Fahrrad kann erst fahren, wenn
die Reifenspannung stimmt, und genauso benötigt unser Stimmmuskel eine angemessene Spannung beim Sprechen.

▪ **Ziele für die Stimme im Job**

Mit dem Crescendo trainieren Sie die Dynamik-Funktion Ihrer
Stimmlippen. Die Stimme kann sich bei dieser Übung gesund,
leicht und ohne Druck ins Laute und Kräftige steigern.

Im ▶ Abschn. 2.1.2 finden Sie die Beschreibung der Dynamik-Funktion.

Crescendo

Im Italienischen bedeutet crescendo „lauter werdend". Wie
bei einer Welle kann ein Ton anschwellen und in die volle
Kraft gehen.

In die Kraft!

▪ **und... Action!**

▬ Schritt 1:

  ▬ Tönen Sie den Vokal „Aaaa" und versuchen Sie, ihn
    langsam und gleichmäßig lauter werden zu lassen.
  ▬ Beginnen Sie in einer angenehmen Tonlage. Probieren Sie
    höhere und tiefere Töne aus, bis Sie Ihren persönlichen
    Komfortbereich gefunden haben.

3

— Kann Ihr Kiefer locker geöffnet sein? Wie reagiert er auf die zunehmende Lautstärke? Ist es hilfreich, wenn er sich minimal öffnet und dennoch flexibel und locker bleibt?
— Wie weit kann die Stimme in die Kraft einschwingen? Wie eine Welle anschwellen?
— Schritt 2:
— Versuchen Sie nun, den Ton wieder leiser werden zu lassen (Decrescendo). Gelingt das genauso gleichmäßig wie das Anschwellen?
— ◘ Video 3.2 (◘ Abb. 3.2)

■ **Variation gefällig?**
— Variation 1:
— Lassen Sie den Ton mehrere Male hintereinander an- und wieder abschwellen. Versuchen Sie, dabei einen gleichmäßigen Rhythmus zu finden.
— Variation 2:
— Probieren Sie nun ein „Eeee", ein „Iiii", ein „Oooo" und ein „Uuuu". Welcher Vokal gelingt am besten? Wie verändern sich dabei Kieferweite und Mundform?

Skilltrainer für Aggression: Sie wollen sich Gehör verschaffen? Lesen Sie auch ► Kap. 7

■ **Support**
— Stellen Sie sich eine Kugel vor, die sehr leicht aussieht. Wenn sie aber in Ihre Hand fällt, ist sie plötzlich so schwer, dass die Hand federnd durch das Gewicht nach unten „plumpst". Beginnen Sie mit dem leisen Ton und lassen ihn anschwellen, sobald die Hand das Gewicht der Kugel spürt. Mit welcher Hand gelingt es besser?
— Befestigen Sie ein Theraband oder etwas ähnlich Dehnbares wie eine Strumpfhose (Nylonstrumpf) am Türgriff. Stellen Sie sich locker aufrecht hin und ziehen Sie beim Anschwellen des Tons mit beiden Händen gleichmäßig daran. Beim Abschwellen lösen Sie die Spannung wieder. Kann Ihr Ton genauso gleichmäßig an- und abschwellen, wie das Band seine Spannung verändert?

3.1.3 Glissando

Um eine Gesprächssituation oder eine Präsentation erfolgreich meistern zu können, sollte Ihre Stimme modulierbar sein. Ihr Vortrag wird dadurch lebendiger und interessanter für den Zuhörer. Ihre Stimme bedankt sich für die Tonhöhenvariationen, indem sie belastbarer ist und längst nicht so schnell ermüdet. Im direkten Gespräch können Sie Ihre Sprechmelodie individuell an die jeweiligen Erfordernisse anpassen: In einem Konfliktgespräch ist

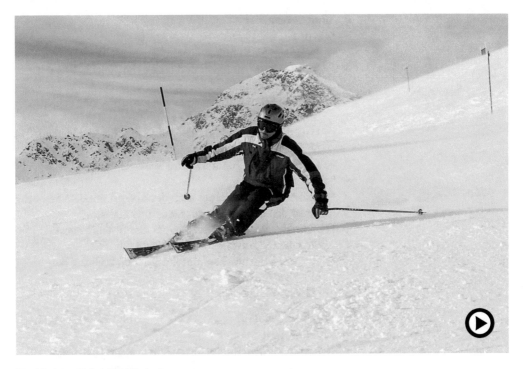

◼ Abb. 3.3   (Video 3.3) Glissando

vielleicht eher eine ruhige Stimme mit wenig Modulationsvaria-
tionen gefragt, während Sie in einem Verkaufsgespräch oder bei
der Präsentation einer neuen Marketingstrategie eher mit einer
lebendigen Sprechweise und abwechslungsreichen Modulationen
überzeugen können. In ◼ Abb. 3.3. (◼ Video 3.3) sehen Sie das
schwungvolle Hinabgleiten eines Skifahrers – wie beim Glissando.

■ **Ziele für die Stimme im Job**
Mit dem Glissando trainieren Sie die Veränderung der Tonhöhe,
also die Pitch-Funktion Ihrer Stimmlippen. Ihre Stimme erhält
mehr Modulationsbreite, Sie können sich besser auf Ihren Gesprächspartner einschwingen.

Im ▶ Abschn. 2.1.3 finden Sie die Beschreibung der Pitch-Funktion.

Glissando

Das italienische Wort für „gleitend" gab dieser Übung ihren
Namen. Einem Skifahrer gleich können Töne von der
höchsten Höhe bis tief hinab ins Tal gleiten – ganz ohne
Hubbel und Unterbrechungen.

Melodie statt Monotonie!

3

- ■ **und... Action!**
- ▬ Schritt 1:
  - ▬ Beginnen Sie in hoher, aber angenehmer Tonlage, den Vokal „Uuuu" zu tönen und lassen ihn gleichmäßig nach unten in eine tiefere Lage gleiten.
  - ▬ Können Sie den Ton ganz zart beginnen? Ohne Schlag, ohne Hubbel?
  - ▬ Darf der Ton während der ganzen Abfahrt zart bleiben, ohne seine Qualität zu verändern?
  - ▬ Lassen Sie den Ton im Tal lässig ausgleiten.
- ▬ Schritt 2:
  - ▬ Lassen Sie den Skifahrer nach der Abfahrt mit dem Schwung direkt den nächsten Berg wieder hinauffahren.
  - ▬ Kann der Skifahrer den Schwung der Abfahrt nutzen, um ohne neuen Antrieb die Auffahrt zu schaffen?
  - ▬ Wie viel Schwung benötigt Ihr Ton, um mehrere Berge hintereinander zu schaffen?
  - ▬ ▣ Video 3.3 (▣ Abb. 3.3)

- ■ **Variation gefällig?**
- ▬ Variation 1:
  - ▬ Lassen Sie den Ton im Tal zu einem kräftigen „Aaaa" wechseln und beim Aufwärtsgleiten zurück zum zarten „Uuuu" finden.
- ▬ Variation 2:
  - ▬ Beginnen Sie mit einer leichten Piste und steigern Sie sich langsam bis zur schwersten. Also von einem mittelhohen Ton zu einem mitteltiefen und später vom höchsten bis zum tiefsten Ton.
- ▬ Variation 3:
  - ▬ Lassen Sie nun den Skifahrer den Berg hinauffahren – so als würde der Film nun rückwärts ablaufen. Beginnen Sie mit einem sehr tiefen Ton und lassen Sie ihn so hoch wie möglich gleiten.
- ▬ Variation 4:
  - ▬ Verlängern Sie die Berg- und Talfahrt zu einer Sirene.

Skilltrainer für Empathie: Sie wollen sich flexibel auf den Klang der Stimme des Gegenübers einstellen? Lesen Sie auch ▶ Kap. 5

- ■ **Support**
- ▬ Malen Sie gleitende Abwärts- und Aufwärtsbewegungen mit der Hand in die Luft. Lassen Sie den imaginären Skifahrer mit Schwung ins Tal gleiten und auf den nächsten Berg aufschwingen.
- ▬ Stellen Sie sich eine Situation vor, in der Sie sich über etwas freuen, erstaunt sind oder von etwas begeistert. Wie klingt Ihre Begeisterung? Fällt Ihnen etwas auf? Die Töne gleiten von ganz alleine aus der Tiefe in die Höhe: „Ooooh!" oder „Aaaah!" Und wie ist es, wenn Sie Ihrem Bedauern stimmlich Ausdruck verleihen möchten? Der Ton beginnt hoch und rutscht nach unten.

3.1.4 Dampfer

Ob Kollegen, Mitarbeiter oder Kunden – damit sich Ihre Gesprächspartner auf Sie und Ihre Message einschwingen können, muss der Klang Ihre Stimme dazu einladen. Häufig fühlt sich der Hals aber eher trocken und wenig flexibel an. Trockene Heizungsluft, ein herannahender Infekt oder die stimmliche Überlastung vom Vortag machen sich bemerkbar. Sie räuspern sich, husten, um die Röhre freizubekommen. Hilft aber alles nix. Mit dem Dampfer gönnen Sie den Schleimhäuten auf Ihren Stimmlippen eine intensive Massage. Die Durchblutung wird gefördert, Schleim kann abtransportiert, Druck reduziert werden. An manchen Tagen werden Sie ein wenig Geduld und viele Durchgänge brauchen. Belohnt werden Sie durch ein angenehmeres Gefühl im Kehlkopf und eine klangvollere Stimme. Stellen Sie sich vor, die Stimmlippen werden sanft, aber bestimmt massiert und belüftet, wie vom aufsteigenden Dampf in einem Kessel, siehe ▪ Abb. 3.4 (▪ Video 3.4).

▪ Ziele für die Stimme im Job

Mit dem Dampfer trainieren Sie die +1 Basisfunktion Ihrer Stimme, die Schleimhautschwingung Ihrer Stimmlippen. Diese werden bei dieser Übung massiert und helfen Ihrer Stimme, klangvoll und tragfähig zu werden.

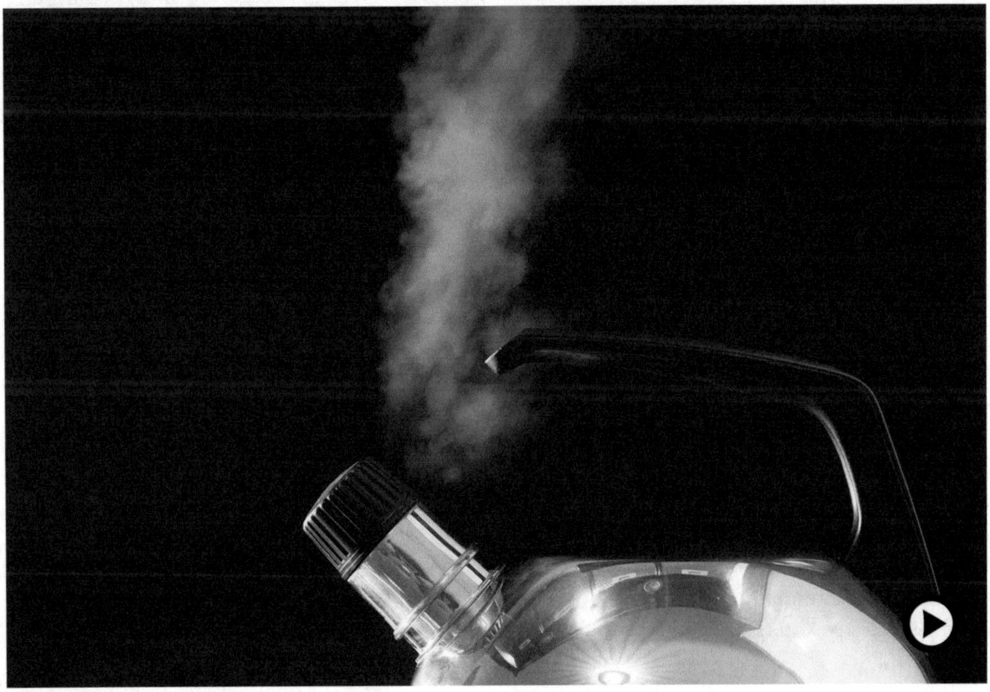

▪ **Abb. 3.4** (Video 3.4) Dampfer

3

Der Ton macht die Musik

Im ▶ Abschn. 2.1.4 finden Sie die Beschreibung der +1 Basisfunktion: die Schleimhautschwingung der Stimmlippen.

❯ **Unsere Stimmlippen funktionieren wie ein hochsensibles Ventil. Durch Ihre Beweglichkeit können sie ihre Einstellung vielfältig variieren. Setzen wir ihnen mit einem flexiblen Zahn-Lippen-Verschluss ein zweites Ventil entgegen, entstehen immense resonatorische Rückkopplungen (Glossar).**

■ **und ... Action!**
▬ Schritt1:
  ▬ Bilden Sie mit Ihren Lippen ein „Ffff" und lassen Sie die Luft sehr gleichmäßig aus Ihrem Mund fließen. Merken Sie, wie Ihre Unterlippe sich sanft zu den oberen Schneidezähnen hebt?
  ▬ An der Engstelle entsteht eine Art Kribbeln und Sie hören ein Rauschen. Darf das mehr werden?
▬ Schritt 2:
  ▬ Verlängern Sie nun das „Ffff" zu dem Wort „Ffffoooto". Die Lippen runden sich, sobald Sie zum Ooo wechseln, stimmt's?
  ▬ Können Ihre Lippen nun von Beginn an diese Rundung einnehmen? Ihre Wangen blähen sich leicht auf? Genauso soll es sein.
▬ Schritt 3:
  ▬ Nun haben Sie es fast geschafft. Wechseln Sie nun zu einem „Wwww" und Sie haben eine gut ausgewogene Mischung aus Luftgeräusch und Stimme hinbekommen.
  ▬ Kann das Luftgeräusch weiter hörbar sein, auch wenn mit dem „Wwww" die Stimme dazu kommt?
    ▬ ◘ Video 3.4 (◘ Abb. 3.4)

■ **Variation gefällig?**
▬ Variation1:
  ▬ Hängen Sie nun eine zweite „Ffff-Wwww"-Einheit hintendran: „Ffff-Wwww-Ffff-Wwww" – und voilà: Fertig ist der luftig dröhnende Dampfer!
▬ Variation 2:
  ▬ Lassen Sie den Dampfer nach oben und unten gleiten. Das Rauschen und Kribbeln sind dabei ständiger Begleiter und eine gute Orientierung für das angemessene Luft-Stimme-Verhältnis. (Glissando, ▶ Abschn. 3.1.3)

Skilltrainer für Empathie:
Sie wollen durch einen
resonanzreichen Klang Ihrer
Stimme gut ankommen?
Lesen Sie auch ▶ Kap. 5

▬ Variation 3:
  ▬ Wie fühlt und hört es sich an, wenn Sie den Lautstärkeregler im Wechsel rauf und wieder runterdrehen? Mehr Rauschen und mehr Stimme bringt wahrscheinlich auch mehr Kribbeln am Mund und Vibration im Hals. (Crescendo, ▶ Abschn. 3.1.2)

■ **Support**

— Pusten Sie das „Fffff" gegen Ihren Handrücken. Können Sie den Luftstrom spüren?

— Der Dampfer gelingt besser, wenn Sie geschmeidig in Ihr „Fffff" starten. Helfen Sie sich mit einer ausladenden Schwingbewegung eines Arms.

— Ihre Wagen lassen sich nicht aufblähen? Vielleicht ziehen Ihre Mundwinkel zu sehr in die Breite. Helfen Sie sich vor dem Spiegel mit Ihren beiden Zeigefingern. Legen Sie diese vertikal an Ihre Mundwinkel und helfen so, die Rundung zu halten. Gelingt es jetzt besser?

— Nun klappt die Rundung, aber die Unterlippe will nicht an die oberen Schneidezähne?

Rubbeln Sie mit einem Zeigefinger fest auf ihrer Unterlippe. Kann diese fest bleiben, sich der Bewegung entgegenstellen? Wiederholen Sie das Rubbeln einige Male, damit der Lippenmuskel Kraft für das „Ffff" sammeln kann.

3.1.5 Gespenst

Was passiert eigentlich, wenn wir beginnen zu sprechen? Wie viel Kraft setzen wir ein? Ob die Stimmlippen wohl zart Kontakt miteinander aufnehmen oder gegeneinanderschlagen? Mit dieser Übung können Sie sehr gut spüren, wie die Stimme „angeschaltet" wird, wie die Stimmlippen ihre Arbeit aufnehmen.

Sind Sie und Ihre Stimme gestresst und überanstrengt oder hat ein Infekt die Schleimhäute im Griff, wird das Gespenst nur holprig fliegen. Mit ein wenig Geduld und viel Aufmerksamkeit für die Aktivität in Ihrem Kehlkopf spüren Sie schnell eine Veränderung der Kontaktaufnahme Ihrer Stimmlippen miteinander. Sie wird luftiger, weicher. Diese Veränderung kann sich auch auf Ihre gesamte Befindlichkeit auswirken. In ◘ Abb. 3.5 (◘ Video 3.5) sehen Sie die luftige Bewegung eines Vorhangs – als würde ein Gespenst die Fransen sanft berühren und in Schwingungen versetzen. Lassen Sie sich bei der Übung von dieser Vorstellung leiten.

■ **Ziele für die Stimme im Job**

Mit dem Gespenst trainieren Sie die +1 Basisfunktion Ihrer Stimme, die Schleimhautschwingung der Stimmlippen. So finden Sie den richtigen Schwung und die passende Spannung, um in die Tonproduktion zu starten.

Im ▶ Abschn. 2.1.4 finden Sie die Beschreibung der +1 Basisfunktion: die Schleimhautschwingung der Stimmlippen.

3

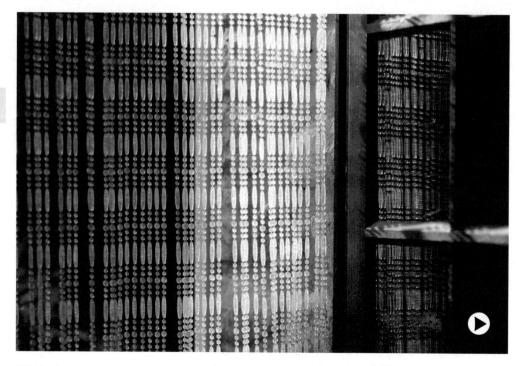

◨ **Abb. 3.5**   (Video 3.5) Gespenst

Stimmlippen sensibel im
Kontakt: Wie eine Massage!

❯ **Ein Ton entsteht, indem die Ausatemluft auf die aktiven
Stimmlippen trifft und diese in Schwingung versetzt. Durch
eine Optimierung des Strömungswiderstandes zwischen
Glottis und Lippen werden angemessene Druckverhältnisse
für die Tonproduktion geschaffen.**

- ■ **und ... Action!**
- ▬ Schritt 1:
  - ▬ Stellen Sie sich vor, Sie lesen Ihren Kindern eine
    Geschichte vor und imitieren ein Gespenst!
  - ▬ Pusten Sie mit einer deutlichen U-Schnute ein intensives
    Windgeräusch. Das „Uuuu" hier noch nicht sprechen, das
    kommt erst später.
  - ▬ Darf sich Ihr Mundinnenraum dabei wie ein Tunnel
    anfühlen?
  - ▬ Probieren Sie verschiedene Mundvariationen aus, bis Sie
    einen intensiv und gleichmäßig fließenden Wind produzie-
    ren können.
- ▬ Schritt 2:
  - ▬ Lassen Sie nun das Gespenst fliegen, indem Sie ein „Uuuu"
    in den Wind hineinmischen.
  - ▬ Kann der Wind konstant weiterfließen, obwohl der Ton
    hinzugefügt wurde?

— Darf die Stimme zugunsten des Windgeräusches in den
   Hintergrund treten?

— Kann der Mundinnenraum sich verschlanken? Den
   Luftstrom formen? Ihn beschleunigen?

— Das Mischverhältnis Windgeräusch zu Stimme sollte
   ungefähr 80 zu 20 betragen.

— Also viiiiiel Wind, gaaaanz wenig Stimme.

▬ ◘ Video 3.5 (◘ Abb. 3.5)

■ **Variation gefällig?**

— Lassen Sie das Gespenst in hohem Bogen nach oben fliegen
   (Glissando, ▶ Abschn. 3.1.3) und probieren Sie dann eine
   Sirene mit dem Gespenst

■ **Support**

— Unterstützen Sie das Gespenst mit einer schwingenden
   Armbewegung

— Pusten Sie gegen Ihre Handinnenfläche und stellen Sie sich
   vor, Sie würden das Segel eines Segelschiffs aufpusten.

— Kann das Segel permanent aufgebläht werden, auch wenn das
   Gespenst dazu kommt?

— Erinnern Sie sich an den Kussmund und versuchen, die
   Wangen nicht aufzupusten. Hier hilft meist ein Blick in den
   Spiegel.

— Achten Sie darauf, dass die Ausatmung immer länger als
   Einatmung ist, da Ihnen sonst rasch schwindelig wird.

Skilltrainer für Integrität:
Sie wollen mit sich und Ihrer
Stimme in Kontakt treten?
Lesen Sie auch ▶ Kap. 6

3.1.6 Indianer

Wie im Berufsalltag seine Kraft dosieren? Gleichzeitig Stabilität
und Flexibilität, ein gutes Standing und Beweglichkeit finden?
Und das in jeder Situation. Mit dieser Übung trainieren Sie auf
spielerische Art, genau diese Parameter zu koordinieren. Lassen
Sie sich nicht verunsichern, falls es nicht gleich klappen sollte.
Haben Sie einmal den richtigen Dreh gefunden, erleben Sie die
flirrende energetisierende Wirkung auf Ihre Stimme. Eine wunderbare Übung zur Bündelung aller Kräfte und zur Fokussierung
der Stimme. Der nächste Vortrag kann kommen. In ◘ Abb. 3.6
(◘ Video 3.6) sehen Sie die Weite einer Berglandschaft, in der
sich die Stimme des Indianers wunderbar ausbreiten kann.

■ **Ziele für die Stimme im Job**

Mit dem Indianer trainieren Sie die Vollschwingung Ihrer Stimmlippen. Je mehr Masse der Stimmlippen in Schwingung versetzt
wird, desto lauter wird der Ton. Ihre Stimme lernt, auf volle Akti-
vitätsstufe zu schalten und dabei maximal beweglich zu bleiben.

3

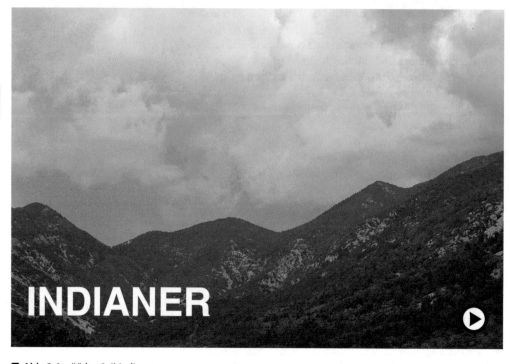

◘ **Abb. 3.6**   (Video 3.6) Indianer

Der Klang wird für den Zuhörer dadurch nicht nur laut, sondern vor allen Dingen voll. Und dadurch überzeugend!

Im ▶ Abschn. 2.1.4 finden Sie die Beschreibung der +1 Basisfunktion: die Vollschwingung der Stimmlippen.

Attacke!

❯ **Da wir unsere Stimmlippen nur bedingt bewusst ansteuern können, nutzen wir die Lippen als Stellvertreter, um wichtige Bewegungsabläufe unserer Stimme zu trainieren. Es wurde erforscht, dass durch die Aktivierung der Lippen tatsächlich auch die Stimmlippen gestärkt werden!**

- ▪ **und... Action!**
- ▬ Schritt 1:
  - ▬ Tönen Sie ein lang gezogenes „Oooo" und bilden dabei eine übertriebene Schnute.
- ▬ Schritt 2:
  - ▬ Legen Sie den Zeigefinger horizontal zwischen die Lippen. Durch rasche Aufwärts- und Abwärtsbewegungen bringen Sie die Lippen zum Schwingen.
  - ▬ Dürfen die gesamten Lippen bewegt werden? Auch am Übergang zur Innenseite der Lippen?
  - ▬ Versuchen Sie, die Schnute trotz der Schwingung stabil zu halten.
- ▬ ◘ Video 3.6 (◘ Abb. 3.6)

■ **Variation gefällig?**

— Variation 1:
Variieren Sie die Tonhöhe und testen Sie aus, in welcher Lage
der Indianer am besten gelingt.

— Variation 2:
Verlängern Sie den Ton zu einer Sirene (Glissando), die sich
im Wechsel nach oben oder unten bewegt.

— Variation 3:
Verlängern Sie den Indianerton zu einer kleinen Melodie. Zu
kompletten Liedern erweitert lässt sich mit diesen Indianer-
festtagsgesängen die ganze Familie bespaßen.

■ **Support**

— Achten Sie darauf, dass die Lippen sich leicht an den Finger
anschmiegen. Haben Sie einen Spiegel in der Nähe? Dann
beobachten Sie mal, wie viel Sie von Ihren Zähnen sehen
können. Viel? Dann brauchen Ihre Lippen ein wenig mehr
Spannung: Knallen Sie einige Male mit den Lippen, indem Sie
die Lippen fest über beide Zahnreihen nach innen ziehen und
dann mit einem kräftigen Knall die Spannung lösen. Gelingt
der Indianer nun besser?

— Gut, aber noch nicht gut genug? Dann saugen Sie einige Male
an Ihrem Finger (▶ Abschn. 3.2.1). Die Lippen dürfen richtig
ins Arbeiten kommen. Wie gelingt nun der Kontakt zwischen
Lippen und Finger beim Indianer?

— Die Lippen wollen nicht recht schwingen? Wahrscheinlich
sind sie zu fest und freuen sich über etwas Lockerung: Legen
Sie beide Hände großflächig auf Wangen und Lippen und
schütteln alles kräftig durch. Nun müssten die Lippen beim
„Indianer" besser schwingen, gell?

Skilltrainer für Aggression:
Sie wollen bewegliche Kraft
für Ihre Stimme, in die der
Zuhörer unweigerlich mit
einschwingt? Lesen Sie auch
▶ Kap. 7

3.2 Add-on-Übungen

3.2.1 Sog

Im stressigen Berufsalltag neigen wir dazu, uns zu sehr im Außen
zu orientieren. Wir schweben in Gefahr, uns zu überfordern, über
unsere Grenzen zu gehen, unsere Bodenhaftung zu verlieren:
Klappt auch alles? Wissen meine Mitarbeiter oder Kollegen, was
zu tun ist? Wie reagiert mein Chef wohl auf meine Vorlage? Folge
sind ein Enge- und Druckgefühl im Hals und eine wenig belastbare Stimme. In dieser kommunikativen Außenorientierung hilft
uns das Phänomen des Sogs. Aus der Empfindung des Unterdrucks resultiert eine angenehme nach innen orientierte Weite im
Mundraum. Das Sprechen wird mühelos und leicht. Lassen Sie
sich von dem Bild des lustvollen Saugens an einem Strohhalm
inspirieren: ◻ Abb. 3.7 (◻ Video 3.7).

3

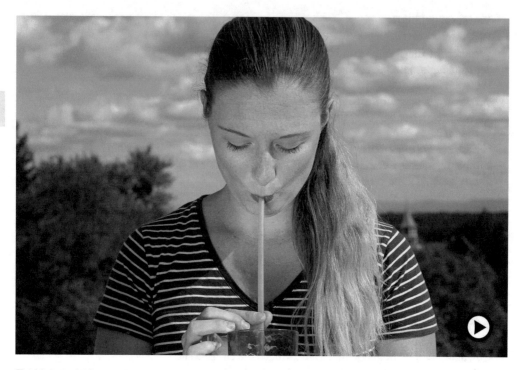

⏵ **Abb. 3.7**   (Video 3.7) Sog

■ **Ziele für die Stimme im Job**

Mit den Sogübungen regulieren Sie die Druckverhältnisse in Ihrem Mund-Rachen-Raum, Atemtrakt und vor allem in Ihrem Kehlkopf. Durch den entstehenden Unterdruck kann sich dieser nach unten entspannen, die Stimmlippen können frei schwingen und der Klang kann sich im Mund-Rachen-Raum frei entfalten.

Im ▶ Abschn. 2.2.1 finden Sie die Beschreibung der Unterdruckfunktion.

Autofokus in Betrieb!   ❯ **Das Saugen ist eine angeborene Fähigkeit des Menschen, die aus einer Entwicklungsphase stammt, in der er als Säugling noch gleichzeitig saugen und atmen konnte.**

■ **und ... Action!**
▬ Schritt 1:
 ▬ Saugen Sie an einem Finger Ihrer Wahl. Stellen Sie sich vor, Ihr Mund sei eine Weinflasche und der Finger ein Korken.
 ▬ Wie umschließen Ihre Lippen den Finger? Bewegen sie sich? Wie fest halten die Lippen den Finger? Wie viel Kraft ist nötig, um den Korken tatsächlich festzuhalten?
 ▬ Ziehen Sie fester am Finger-Korken und beobachten Sie, wie sich das Saugen verändert.

- Wie verändert sich der Mundinnenraum? Wo wird es eng, wo weit?
  - Atmen Sie während des Nuckelns durch die Nase ein.
- Schritt 2:
  - Lösen Sie den Finger und tönen Sie gleichzeitig mit dem Herausziehen des Fingers ein „Oooo" in beliebiger Lage.
  - Können Sie schon während des Saugens in Ihrem Mund alles für den Vokal vorbereiten?
  - Versuchen Sie beim Übergang vom Lösen des Saugens zum Beginn des Tons das Gefühl im Mund beizubehalten.
- ▸ Video 3.7 (▸ Abb. 3.7)

- **Variation gefällig?**
- Variation 1:
  - Wie verändert sich das Saugen und der Ton, wenn Sie an Ihrem Handrücken saugen?
  - Variieren Sie die Saugintensität. Was spüren Sie in Ihrem Mund, im Rachen?
- Variation 2:
  - Reihen Sie eine Kette von kurzen Saugimpulsen und Tönen aneinander (Staccato, ▶ Abschn. 3.1.1).
- Variation 3:
  - Wenn der Ton nach dem Saugen gut gelungen ist, können Sie ihn wie eine Sirene nach oben oder unten gleiten lassen (Glissando, ▶ Abschn. 3.1.3). Können Sie das Gefühl für den Klang beibehalten?

Skilltrainer für Integrität: Sie wollen trotz hoher Anforderungen die Bodenhaftung nicht verlieren? Lesen Sie auch ▶ Kap. 6

- **Support**
- Fällt Ihnen das Saugen schwer? Werfen Sie ein paar Knigge-Regeln über Bord und suchen Sie in Ihrem Alltag nach Gelegenheiten, das Nuckeln, Schlürfen und Saugen zu üben. Besonders geeignet sind Spaghetti, Lakritzschnecken, Suppen und alles, was man sonst möglichst ohne Geräusch durchzuführen sucht. Viel Spaß beim Regelverstoß!
- Trinken Sie Ihren Lieblingscocktail mit einem Strohhalm – solange es die EU noch zulässt.

3.2.2 Trichter

Beim Sprechen in größeren Räumen laufen wir Gefahr, uns von den Distanzen, die unsere Stimme überwinden soll, beeindrucken zu-lassen. Wir versuchen die Wörter und Sätze bis in die letzte Reihe zu schicken. Das ist anstrengend und meist wenig effektiv. Erst über den Umweg, die Extraschleife durch den Mundraum, kann die Stimme ausreichend Energie tanken, um auch sehr große Räume zu erfüllen. So erreichen Sie Ihre Zuhörer und Ihre Stimme kann

3

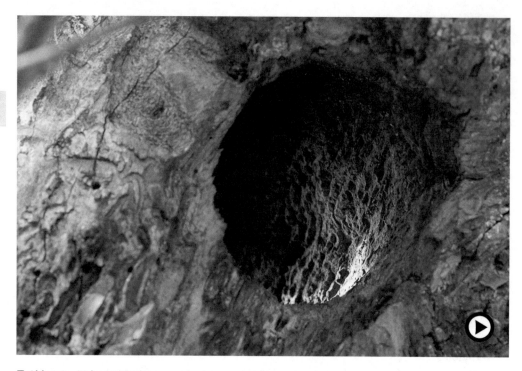

◘ **Abb. 3.8**   (Video 3.8) Trichter

stressfrei in Kommunikation treten. In ◘ Abb. 3.8 (◘ Video 3.8) sehen Sie die strukturierte Tiefe einer Höhle – wie geschaffen für die Ausbreitung des Stimmklangs.

▪ **Ziele für die Stimme im Job**

Mit dem Trichter fördern Sie die Resonanzbildung in Ihren Ansatzräumen oberhalb des Kehlkopfs. Die Stimme wird voluminöser, voller und tragfähiger – wichtig vor allem für Ihre Vorträge in großen Räumen. So bleiben Sie trotz des Raum- und Publikumsbezugs in Kontakt mit Ihrer Stimme.

Im ► Abschn. 2.2.2 finden Sie die Beschreibung der Resonanzbildung der Stimme.

Klangfülle innen und außen ⟩ **Der Handtrichter vor Ihrem Mund reflektiert die Schallwellen in den Mundraum. Wie bei einem großen Instrument, einem Flügel oder Cello, werden die Töne noch mal mit wichtigen Klanganteilen angereichert und bekommen eine Extraportion Speed!**

▪ **und … Action!**
— Schritt 1:
   ▬ Bilden Sie mit den Händen einen geschlossenen Trichter vor dem Mund.
   ▬ Die Daumen halten von unten den Unterkiefer fest.

- Tönen Sie nun in angenehmer Lage ein lang gezogenes „Aaaa-Oooo-Aaaa"
- Spüren Sie die Vibration der Schallwellen an Ihren Handinnenflächen?
- Die Schallwellen werden von den Handflächen reflektiert. Können Sie diesem Echo in Ihrem Mundraum Platz machen?
- Können Sie Ihre Stimme mit dem Schwung dieser Echowelle bis in die entlegensten Winkel Ihres Mundraums schicken?
- Kann dieses Hin und Her der Stimme einfach geschehen und ein Gefühl von Leichtigkeit und Weite beim Tönen bewirken?
- Ihre Daumen am Unterkiefer achten darauf, dass der Kiefer sich wenig oder gar nicht bewegt.
- Können Sie die Weite beim „Aaaa" auch mit ins „Oooo" nehmen?
- Schritt 2:
  - Lösen Sie nun den Trichter auf. Wie hören sich die Töne an? Können Sie etwas von dem Klanggefühl in Ihrem Mund mitnehmen?
- ◘ Video 3.8 (◘ Abb. 3.8)

■ **Variation gefällig?**
- Variation 1:
  - Verändern Sie nun die Vokalfolge. Wie gelingt die Übung mit einem „Oooo-Aaaa-Oooo"? Mit einem „Uuuu-Iiii-Uuuu"? usw.
  - Und was ist zu beobachten, wenn Sie höhere oder tiefere Töne ausprobieren?
- Variation 2:
  - Ersetzen Sie nun die Vokale durch einzelne Wörter, ein Gedicht oder einen Text. Damit die Stimme weiterhin schwingen kann, müssen Sie die Vokale wie ein Kaugummi in die Länge ziehen. Als zum Beispiel „Wooocheeeneeend uuund Sooooeeenschaaain"
  - Können Sie den Klangeffekt mit Hilfe des Trichters bei jedem Vokal, jeder Silbe von Neuem abrufen?

Skilltrainer für Empathie: Sie wollen mit Ihren Zuhörern in einen Stimmdialog treten? Lesen Sie auch ▶ Kap. 5

■ **Support**
- Da sich in der Muskulatur des Kiefers häufig der Stress des Tages sammelt, kann es sinnvoll sein, vor der Übung den Kiefer zu lockern. Streichen Sie mit beiden Händen den Unterkiefer aus. Die Hände gleiten dabei vom Wangenknochen nach unten und ziehen den Unterkiefer mit hinab.
- Darf der Kiefer sich nach unten ziehen lassen? Ohne sich aktiv zu öffnen?

3

3.2.3 **Klangvorstellung**

Jede Phrase, die wir sprechen, prägt unsere Klangvorstellung. Und diese hat Einfluss auf unsere Stimme. Rechne ich mit einer „Pleite": „Oje, meine Stimme ist bestimmt zu leise!", dann ist die Wahrscheinlichkeit, dass sie eintritt, ziemlich groß! Der erste Schritt bei der Arbeit an der Klangvorstellung ist die Wahrnehmung für unsere inneren Einstellungen, die wir zu unserer Stimme haben. Der zweite Schritt ist die Arbeit an angenehmen und positiven Stimmerfahrungen. Es handelt sich hierbei um einen mentalen Vorgang, der sich durch unsere Sprache anregen und beeinflussen lässt. Denn Sprachforschern zufolge hat die Sprache, die wir für unsere Selbstaussagen verwenden, eine produktive formgebende Funktion. So kann sie unbemerkt und als übergeordnetes Konzept auch die Einstellungen zu unserer Stimme als Teil unserer Klangvorstellung regulieren. In ◘ Abb. 3.9 sehen Sie die weitverzweigte Struktur eines Blattes – ein Netzwerk, das die einzelnen Blattsegmente verknüpft, versorgt und zusammenhält.

■ **Ziele für die Stimme im Job**

Mit den Übungen für die Klangvorstellung geben Sie Ihrer Stimme die Chance, alle Ressourcen abzurufen und für die kommunikative Herausforderung zu nutzen.

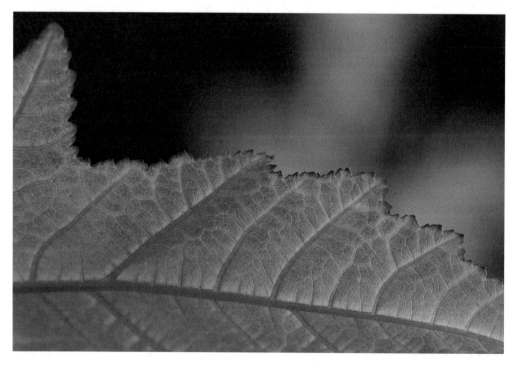

◘ **Abb. 3.9** Konzept

Im ► Abschn. 2.2.3 finden Sie die Beschreibung des Konzepts mit vielen Anregungen zur Förderung von Klangvorstellung und Differenzierung der Sensorik.

> **Unsere individuelle Klangvorstellung ist gemeinsam mit der Sensorik Teil der Konzept-Funktion. Beide können natürlich auch trainiert werden. Das Konzeptzentrum fungiert als übergeordneter Checker, der mit seinem neuronalen Netzwerk alle Einzelparameter der Stimmgebung verwaltet, kontrolliert und reguliert.**

Auf meine Stimme ist Verlass!

- **und... Action!**
— Schritt 1:
  — Lesen Sie in Ruhe die Wortliste mit Adjektiven, die Stimmen beschreiben, durch:

  klar, hell, leicht, warm, rieselnd, betörend, säuselnd, erotisch, frei, voll, interessant, markant, beruhigend, fröhlich, belebend, einzigartig, ungewöhnlich, voluminös, ruhig, unaufgeregt, perlig, kribbelnd, kräftig, kraftvoll, stark, emotional, flexibel, anpassungsfähig, variabel, motivierend, frisch, fröhlich, weit, tragfähig, belastbar, ausdauernd, dunkel, sonor, weich, besonders, individuell, wiedererkennbar

— Schritt 2:
  — Wählen Sie drei Begriffe aus der Liste aus, die auf Ihre Stimme zutreffen.
— Schritt 3:
  — Bilden Sie nun drei Sätze, indem Sie mit jeweils einem der Begriffe Ihre Stimme in einer konkreten Sprechsituation Ihres beruflichen Alltags beschreiben.
— Schritt 4:
  — Lesen Sie sich die Sätze ruhig auch mal laut vor! Wie geht es Ihnen mit Ihrer Stimme?

- **Variation gefällig?**
— Nutzen Sie die Wortliste, um nach Ihrem Stimmtraining die Stimme zu beschreiben.
— Wie hat sich Ihr Stimmklang durch die Übungen verändert? Wie ist das Gefühl in Kehlkopf, Hals und Rachen?

Skilltrainer für Integrität: Sie wollen mehr Aufmerksamkeit für sich und Ihre Stimme? Lesen Sie auch ► Kap. 6

- **Support**
— Dokumentieren Sie positive Klangerlebnisse mit Audioaufnahmen. Das können konkrete Übungen oder der Mittschnitt eines erfolgreichen Vortrags sein.
— Nehmen Sie sich vor dem nächsten wichtigen Stimmeinsatz einige Minuten Zeit und reaktivieren diese positiven Stimmerinnerungen. So können Sie mit einer positiven und erfolgversprechenden Klangvorstellung in die stimmliche Kommunikation starten.

3

Training der Sensorik: Der gute Geist des Hauses!

Ohne Sensorik geht nichts. Unsere sensorischen Fühler Hören und Empfinden versorgen die Konzeptzentrale andauernd mit Informationen über unsere Stimmgebung. Die Intensität dieser Wahrnehmungsleistungen kann natürlich auch trainiert werden. Achten Sie dafür auf die vielen Beobachtungsaufgaben und Fragen, die wir den Übungen beigefügt haben. Sie dienen dazu, Ihre Aufmerksamkeit für die Abläufe der Stimme zu schulen. In dem Moment, da Sie beginnen, den Fokus auf die Stimme zu legen, beginnt das Training.

Konzept umfasst die anderen Aspekte der Stimme wie eine Klammer: Alle hier aufgeführten Übungen trainieren also auch die Sensorik, fördern Ihre individuelle Klangvorstellung und stärken dadurch das Vertrauen in Ihre Stimmfunktion.

Machen Sie sich auf den Weg zu Ihrer Stimme: Auf geht's. Viel Spaß beim Training!

Intermezzo I: Spaßfaktor

4.1   Lachen – 64

4.2   Humor im Job – 69

4.3   Spaß beim Üben – 70

Literatur – 71

Elektronisches Zusatzmaterial Die Online-Version dieses Kapitels (https://doi.org/10.1007/978-3-662-58161-2_4) enthält Zusatzmaterial, das für autorisierte Nutzer zugänglich ist.

4

„So ist eine der Antworten auf die Frage: ‚Warum singt dieser Vogel?' …, dass Vögel beim Gesang Vergnügen empfinden, ebenso wie ihre glücklichen Zuhörer, ob Vögel oder Nicht-Vögel." (Tecumseh Fitch 2004)

Alltägliche Stimmspielereien ohne Sinn und Verstand machen einfach Spaß

Bei all den Überlegungen, wie wir im Beruf erfolgreich stimmlich agieren, wollen wir einen wichtigen Aspekt nicht vergessen: Sich stimmlich auszudrücken macht Riesenspaß! Sei es das alberne Spielen mit Lauten und Klängen, das liebevolle Frotzeln, wenn man jemanden „nachäfft", das halb unbewusste Trällern bei der Hausarbeit, das kraftvolle Singen unter der Dusche, aber auch das Vorlesen von Märchen, wenn wir uns trauen, in die unterschiedlichen Rollen zu gehen – all das macht Freude und tut gut. Stellen wir uns vor, wir sprechen in einem für uns angemessenen Rahmen und spüren, dass es gut läuft, weil die Stimme leicht, lässig, heiter klingt. Wenn wir dann auch noch sehen, dass die anderen aufmerksam zuhören, dann gibt es kein Halten mehr. Wir möchten gar nicht wieder aufhören, weil wir genießen, uns stimmig mitzuteilen und gehört zu werden.

4.1 Lachen

- **Ich lach mich gesund**

Lachen ist gesund für Leib und Seele. Und für die Stimme ist es kräftigendes Training

Lachen ist ein wichtiger Indikator für Spaß und eine der unmittelbarsten Gefühlsäußerungen des Menschen. Richtiges Lachen ist eine unkontrollierte und kräftige Aktivierung der Stimmlippen und des Zwerchfells. Auch Mimik und Körpertonus werden reflexhaft an das Lachen gekoppelt. Aufgrund seiner ganzkörperlichen und geistigen Aktivierung hilft es dabei, auch mentale Zusammenhänge schneller zu begreifen oder Entscheidungen zu fällen.

Lachen hat eine nachweislich antidepressive Wirkung

Grundsätzlich herrscht Einigkeit darüber, dass Lachen als körperlicher Ausdruck von Gefühlsregungen gesund ist, weil der ganze Körper beteiligt ist: „Der Herzschlag beschleunigt sich, Blutdruck, Atemfrequenz und Sauerstoffumsatz steigen, der Körper entspannt sich, Endorphine werden ausgeschüttet, die Häufigkeit des Stresshormons Cortisol im Blut sinkt, ebenso die Konzentration des Botenstoff-Proteins Chromogranin A im Speichel (ein Tumormarker). Auch die Schmerzempfindlichkeit ist vermindert, sowohl kurz- als auch längerfristig. Wer viel lacht, hat ein geringeres Depressionsrisiko" (Vass 2016). Auch die Selbstheilungskräfte werden durch das Lachen aktiviert.

Wenn es in Situationen des Alltags gelingt, offen für kleine heitere Auslöser zu bleiben und darüber zu lachen (ohne Argwohn, Schadenfreude und Überheblichkeit), so tun wir uns, unserer Stimmung, unserer Stimme und unserem ganzen Körper etwas Gutes. Schon Sigmund Freud fand heraus, dass „der Mensch beim Lachen innere Spannungen auflöst, Humor also ein Ventil für die

Psyche ist" (Vass 2016). Wer über einen Fehler, ein Dilemma, über sich selbst lachen kann, beißt sich nicht fest, sondern schafft über diese körperlichen Prozesse, die im „lachenden Gehirn" stattfinden, Abstand zu dem aktuellen Problem. Dieser Abstand bringt Zeit und hilft dadurch wieder offen für neue Sichtweisen zu sein.

> » Humor ist der Knopf, der verhindert, dass uns der Kragen platzt. (Joachim Ringelnatz)

■ **Lachforschung**

Die Forschung des Lachens steckt noch in den Kinderschuhen. Die Wissenschaft vom Lachen, die sogenannte Gelotologie (nach griechisch gelos – „Lachen"), beschäftigt sich mit der Wirkung von Lachen auf den Menschen. Sie erforscht, wie die positiven Eigenschaften des Lachens auf das Immunsystem, auf Herz, Kreislauf und Psyche therapeutisch genutzt werden können.

■ **Eh la hopp, eh la hopp, eh la hopp**

„Ist Lachen die beste Medizin? Am besten wurde die Wirkung des Lachens bei Schmerzen untersucht. ‚ein Clown wirkt wie Aspirin, nur doppelt so schnell'. Der amerikanische Filmkomiker Groucho Marx trifft mit diesem Satz den Nagel auf den Kopf, warum es seit gut 20 Jahren eine internationale Bewegung gibt, Clowns im Krankenhaus als Eisbrecher einzusetzen" (Hirschhausen 2017). Witze, Faxen, fantasievolle kleine Attraktionen bringen die Patienten zum Lachen. Spannungen lösen sich und Ängste können für kurze Zeit vergessen werden. Im Klinikalltag haben Humor und Lachen vor allem bei Kindern und deren Angehörigen einen nachweislich positiven Effekt auf den Heilungsprozess. Die Stiftung „Humor hilft heilen" unterstützt die wertvolle Arbeit der Klinikclowns in Deutschland.

Humor hilft heilen

> » Wenn du als Clown auf die Frühchenstation gehst, hast du da lauter Kästen, wo die winzigen Kinder drinliegen, und dann diese Ärmel, wo die Eltern reingreifen können, um das Kind mit einem Finger anzufassen, weil ja Berührung für die Kinder wichtig ist. Aber das ist alles durch die Apparaturen auch nicht so einfach. Das ist immer total berührend, weil diese Winzlinge einfach echt ein Wunder sind. Und da ist der Humor dann auch zum Beispiel so, dass man nicht Lachtränen lacht, aber wenn man sich da danebenstellt und fragt: „Darf ich mal kucken?". Die Eltern sagen ja, und man guckt und sagt: „Ist ja alles dran. Wie haben Sie das gemacht?" und die Eltern dann lachen. Oder man fragt: „Haben Sie das selbst gemacht? Und ganz alleine?", dann sagen die: „Ne, nicht alleine." „Ach, zu zweit? Könnte ich das auch?" Das reicht dann vielleicht schon. Und dann geht man wieder raus, die Eltern haben sich entspannt. (Aus unserem Interview mit dem Klinikclown „Fluse")

4

Yoga für die Lachmuskeln
Ansteckendes Lachen:
Skilltrainer für Empathie
► Kap. 5

■ Lachyoga

Das Lachyoga, eine Sonderform des Yogas, erfreut sich zurzeit großer Beliebtheit. Grundloses (!) Lachen in Verbindung mit Yogaübungen habe gesundheitsfördernde Wirkung: Ganz ohne Auslöser wie einen Witz oder eine lustige Situation wird die reflexhafte körperliche Aktivität des Lachens aus sich heraus geweckt und gesteigert. Aus dem Zusammenspiel von Stimme, Atmung, Zwerchfell, Lockerung und Dehnung der Artikulationsmuskulatur, Befeuchtung der Schleimhäute in Kehlkopf, Hals, Nase und Augen wird der gesamte Organismus des Menschen gestärkt. Das Lachen wird durch das Gemeinschaftsgefühl ausgelöst. Man animiert sich gegenseitig. Die Lachansteckung haben wir der Aktivität der Spiegelneurone zu verdanken. Sie ermöglichen uns, Gefühlsregungen anderer Menschen zu erkennen und uns mitreißen zu lassen. Gemeinsames Lachen ist ein sicheres Zeichen für ein hohes Maß an Empathie.

■ Gefährliches Lachen

In der vom aufkommenden Christentum geprägten Zeit des Mittelalters galt der streng kirchlich geprägten Obrigkeit Lachen als Gefahr. Die sinnliche Kraft des Lachens in ihrer Ungezügeltheit wirkte bedrohlich und wurde als negativ, vulgär degradiert. In Klöstern wurde es gar verboten. Die negativen Konnotationen des Lachens bestehen bis heute.

Skilltrainer für Aggression:
Wollen Sie die Grenzen
gesellschaftlicher Konventionen ausloten? ► Kap. 7

Noch immer sind die Grenzen der gesellschaftlichen Akzeptanz von Lachen fließend, situations-, geschmack- oder personenabhängig. Zu lautes Lachen wird in vielen Situationen noch immer als unangebracht bewertet. Zu sinnliches, lautes oder gar aufreizendes Lachen berührt gesellschaftliche Tabus.

Skilltrainer für Integrität:
Wie gefährden Sie lachend
die Integrität des anderen?
(Und wo stärken Sie sie?)
► Kap. 6

Das Lachen auf Kosten anderer, das Auslachen, Hohnlachen aus Schadenfreude, das überhebliche Lachen als Machtdemonstration überschreitet eine Grenze und signalisiert: ich stehe über Dir, ich bin klüger, mächtiger. „Ha! Was willst du!" Man kann zynisch, spöttisch, obszön oder sogar aus Verzweiflung und im Wahnsinn lachen. Eine gesellschaftliche Grenze erfährt das Lachen in der Gewährleistung der Integrität der Mitmenschen.

■ Ich lache, also bin ich

Wenn wir lachen, zeigen wir etwas von uns. Der Mund ist weit geöffnet. Wir zeigen unsere Zähne, die ja immer schon, heute anders als früher, wichtiges Statussymbol sind. Die Zähne wirken heute nicht mehr als Waffe, das heißt, das Zähnezeigen beim Lachen wirkt nicht mehr als Drohgebärde und dennoch hat es etwas Konfrontierendes, wenn ich meinen Mund jemand anderem gegenüber weit öffne. Der Mund ist eine Körperöffnung und je weiter ich ihn öffne, desto mehr zeige ich auch von meinem Inneren. Das Kichern hinter vorgehaltener Hand ist ein Versuch, nicht das

Risiko des Sich-Zeigens beim Lachen einzugehen. Zu viel Gefühl zu zeigen, kann gefährlich sein, angreifbar machen.

„Hahahahaha!" So schreibt man Lachen. Es ist eine kräftige Ausatmung verknüpft mit dem offensten unserer Vokale, dem „Aaaa". Tatsächlich klingt es bei vielen Lachern auch nach „Eeee", je verhaltener es wird, desto enger wird der Vokal bis zum kichernden /i/. Haben Sie sich schon mal beim Lachen beobachtet? Was hören Sie? Was empfinden Sie dabei körperlich? Wie ist Ihre Stimmung, wenn Sie sich dem Lachen ungeniert und experimentierfreudig hingeben?

■ Lachgesellschaft

Oft wird Lachen zum Selbstzweck. Man weiß gar nicht mehr genau, warum eigentlich gelacht wird und „kriegt sich nicht mehr ein". Dem Körper scheint dies unkontrollierte Agieren, Schütteln und Gackern zu gefallen, gut zu tun und er verhindert, dass es aufhört.

Lachen ist gesund für den Lachenden, aber auch für seine Umgebung. Dessen gesellschaftsstabilisierende Funktion hat sich im Laufe der Evolution des Menschen mehr und mehr herausgebildet und bewährt. „Man sieht diese Urmenschen förmlich abends nach der Mammutjagd beim Feuer sitzen und sich über den Jäger den Bauch halten, dessen Wurfspieß das Tier verfehlt hat" (Dieckmann 2016). Nicht primär das Auslachen aus Schadenfreude, sondern vielmehr die beschwichtigende Funktion des Lachens wirkt sich förderlich auf die Gemeinschaft der Menschen aus. „Schwere Konflikte und starke Meinungsverschiedenheiten lassen sich dadurch nicht glätten, aber kleine schon, und insofern kann Humor das Leben friedlicher machen. Eva Bänninger-Huber von der Universität Innsbruck argumentierte ähnlich: Sie wies nach, dass Frauen häufiger lachen als Männer. Damit wurden möglicherweise schon in den prähistorischen Kleingruppen drohende Konflikte entschärft, was die Überlebenschancen erhöht hat" (Vass 2016, S. 59). Also: ein natürliches Lachen kann keine Probleme lösen, aber auf einer eher feinstofflicheren, atmosphärischen Ebene dazu dienen, die Probleme leichter anzugehen.

■ Phänomen Lachen

Ansteckendes Lachen funktioniert wie ein Echo. Der einzelne Ton lässt sich kaum herausdiskriminieren, „es ist vielmehr etwas, das immer weiter um sich greift, etwas, das mit einem Ausbruch beginnt und sich rollend fortsetzt wie der Donner im Gebirge. Dieser Widerhall braucht aber nicht ins Unendliche zu gehen. So groß der Umkreis auch sein mag, es wird immer ein geschlossener Kreis sein. Unser Lachen ist immer das Lachen einer Gruppe" (Bergson 1914).

4

Die soziale Funktion des
Lachens

Ist es so, wie der Phänomenologe Bergson über das Lachen sagt, dass es andere braucht, mit denen wir zusammen lachen? Wie ist es, wenn wir alleine lachen? Geht das? Natürlich geht das, aber beziehen wir uns dann lachend auf andere? Und ist es nicht eher die Ausnahme? „Wir können uns nicht selbst kitzeln, wir brauchen andere, um uns ‚anstecken' zu lassen. Jeder kann für sich schmunzeln, aber für einen richtigen Lachflash braucht es Gesellschaft" (Hirschhausen 2017).

■ **Ansteckungsgefahr**

Meist lachen wir also gemeinsam und das Lachen verbindet uns über alle zwischenmenschlichen Grenzen hinweg. Diese Verbindung ist zunächst eine inhaltliche, weil wir wahrscheinlich über denselben Auslöser lachen. Darüber hinaus gibt es aber auch eine akustische Verbindung. Wir lachen gemeinsam und der Schall unseres Lachens verbindet sich zu einem Gelächter, die individuellen Lachlaute verschmelzen akustisch zu einem energievollen ansteckenden, anwachsenden Schallereignis.

Lachen hat eine soziale Funktion: Es ist ansteckend, wirkt dadurch verbindend und verbessert das Zusammenleben der Menschen nachweislich. Lachen mit anderen, allein oder über mich selbst wirkt befreiend und kann ein Türöffner für ein Gespräch im Job sein (◘ Abb. 4.1).

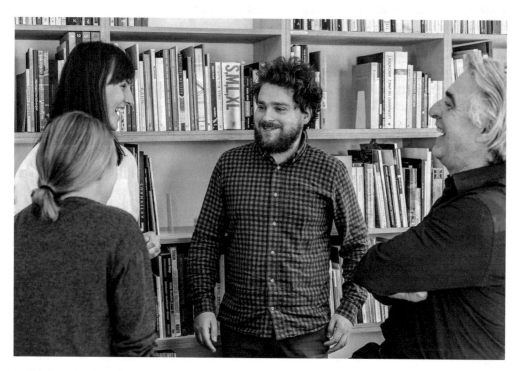

◘ **Abb. 4.1**   Spaß im Job

4.2 Humor im Job

Jeder Jeck ist anders und was Sie lustig finden, ruft bei einem anderen vielleicht nur ein müdes Lächeln hervor. Wenn Sie auf Teufel komm raus lustig sein wollen, wird es wahrscheinlich daneben gehen und gewollt bis krampfig wirken. Und man kann auch nicht zweimal denselben Witz erzählen … Allemal, das haben wir bei der Auseinandersetzung mit den Spiegelneuronen erfahren, wenn wir etwas aufrichtig lustig finden und darüber lachen, wirkt es sympathisch und ist meist ansteckend. „Denn die eigentliche Funktion des Humors ist Relativierung, nach dem Motto: Die Lage ist katastrophal, aber nicht ernst" (Stehr 2012).

Wer was witzig findet, hängt ab von Peergroup, Alter, Bildung, soziokulturellem Hintergrund oder Interessen. Humor wird sozialisiert, durch das, worüber wir als Kinder und Jugendliche in unseren Familien und mit unseren Freunden gelacht haben.

> Lachen im Job relativiert in Krisenzeiten!

> Nicht jeder lacht über die gleichen Witze!

▪ Formen des Humors

> » Humor zu analysieren ist wie einen Frosch zu sezieren. Kaum jemand interessiert sich dafür und der Frosch stirbt dabei.
> (White 1988)

Humor ist überraschend, relativiert Situationen oder Gegebenheiten, zeigt neue Perspektiven auf und nimmt ihnen dadurch die Schwere. Eine der wichtigsten menschlichen Eigenschaften ist, über sich selbst lachen können! Das ist gesund und bringt Bewegung in eingeschliffene Denkmuster. Situationskomik bedarf der Schlagfertigkeit: man greift blitzschnell eine Situation oder die Äußerung eines anderen auf, spielt mit dieser und gibt ihr ein neues Gesicht.

Trockener Humor impliziert Selbstironie oder Schrägheit, die vielen gefällt. Zu viel davon läuft Gefahr, in pessimistische Nischen wie Sarkasmus, Zynismus oder Galgenhumor abzudriften. Spaß machen Running Gags, weil meist mehrere Menschen daran beteiligt sind. Sie erzeugen oder fördern das Gemeinschaftsgefühl und können sich über einen längeren Zeitraum etablieren.

Humorformen auf Kosten anderer sind Hohn und Spott und gleich wird klar: darum kann es hier nicht gehen. Das macht kein gutes Klima! Sprachwitze, wie Buchstabenverdreher oder Reime muss man können …

Apropos: wenn Sie Ihre Humorfähigkeit trainieren möchten, es gibt:

- Seminare zum Thema „Humor im Job"
- Improtheaterkurse

4

4.3 Spaß beim Üben

Stimmübungen machen
Spaß, wenn man sie lässig
angeht!

Stimmübungen müssen keinen Spaß machen ... aber sie können!
Je spielerischer Sie an die Übungen herangehen, desto besser
klappen sie!

Lachen entsteht reflexhaft und selbstorganisiert – genau wie
unsere Stimme. Versuche ich zu viel Kontrolle auszuüben oder
den Impuls willentlich zu steuern, geht es schief. Häufig entstehen
lustige Situationen während des Stimmtrainings, weil man einen
albernen Gesichtsausdruck hat oder merkt, dass die Übung nur
funktioniert, wenn man die Kontrolle an den kindlichen Spiel-
trieb abgibt.

Auch Lachen trainieren wir mit unseren Patienten. Meist
entsteht dieses Training aus einer konkreten lustigen Situation:
Das Lachen wird zugelassen und zu kräftigen Lachsilben verstärkt. So entstehen wunderbare Stimmübungen, die das
Zwerchfell, den Stimmmuskel sowie die gesamte Stimmmusku-
latur kräftigen. Gleichzeitig ändert sich durch das Lachen die
Stimmung! Es macht Spaß und wird lockerer und das tut den
Stimmübungen und dem Stimmübenden gut ... und dem Stimm-
trainer!

Viele unserer Übungen haben bildhafte bis alberne Namen.
Sie sind dem sinnfreien und lustvollen Spielen von Kindern ab-
geguckt, die ihre Stimme noch jenseits sozialer Konventionen
ausprobieren können. So entstanden u. a. der Indianer und die
Balalaika (Föcking und Parrino 2015). Und da sich im Tierreich eine Fundgrube an witzigen Lautfolgen findet, haben wir
daraus eine ganze Reihe an Übungen entwickelt. Sie sind so al-
bern, dass der Spaß in der Regel von ganz alleine kommt. Werden sie zu akademisch und mechanisch durchgeführt, funktionieren sie nicht. By the way trainieren sie die Basisfunktionen
und durch die rhythmische Abfolge vor allem auch deren Koordination.

Stimmforscher aus dem Tierreich
Animalismen
- Kuckuck: Kontakt-Funktion
- Hahn: Dynamik-Funktion
- Ziege: Kontakt- und Dynamik-Funktion
- Schaf und Kuh: Dynamik-Funktion
- Eule und Katze: Schwingung

In den Online-Materialien unter ▶ http://extras.springer.
com/2019/978-3-662-58160-5/ Audio finden Sie die passenden
Audiobeispiele (Föcking und Parrino 2015).

- **Die Pointe**

Die selbstreguliert kräftigen Impulse des Lachens fördern die Stimme. Sie kann sich frei austoben und zusätzlich Körper, Geist und Seele entspannen. Die Stimme ist ein vielseitig einsetzbares Spielzeug. Experimentieren Sie regelmäßig mit ihr, entdecken Sie immer wieder neue Klangvariationen.

Trauen Sie sich, mutig laut zu lachen! Lachend kräftigen Sie Ihr Stimmorgan, um es im Job souveräner einsetzen zu können. Und zusätzlich verbessern Sie damit auch die Stimmung: Humor im Job hilft, Ideen spielerischer und dadurch kreativer, lustvoller anzugehen und Herausforderungen entspannter zu meistern.

Literatur

Zitierte Literatur

Bergson H (1914) Das Lachen. Übersetzt von Julius Frankenberger. Diederichs, Jena, S 15 f

Dieckmann F (2016) Lachen ist gesund. In: Reusch S, Obermeier O-P, Giel K (Hrsg) Lachen, Bd 40, 2. Aufl. Der blaue Reiter, München, S 77

Föcking W, Parrino M (2015) Praxis der Funktionalen Stimmtherapie. Springer, Heidelberg, S 187

von Hirschhausen E (2017) Wunder wirken Wunder. Rowohlt, Reinbek bei Hamburg, S 448

Stehr C (2012) Wer lacht, hat Macht. Spiegel Online 25.06.2012.► http://www.spiegel.de/karriere/humor-im-job-gemeinsames-lachen-ist-gut-fuers-arbeitsklima-a-840698.html. Zugegriffen am 10.09.2018

Tecumseh Fitch W (2004) Die Stimme aus biologischer Sicht. In: Felderer B (Hrsg) Phonorama. Eine Kulturgeschichte der Stimme als Medium (Ausstellungskatalog: Zentrum für Kunst und Medientechnologie Karlsruhe). Matthes & Seitz, Berlin, S 85–102, 100

Vass R (2016) Ein Witz der Evolution. In: Reusch S, Obermeier O-P, Giel K (Hrsg) Lachen, Bd 40, 2. Aufl. Der blaue Reiter, München, S 56–61, 61

White EB (1988) In: Gale SH (Hrsg) Encyclopedia of American humorists. Taylor & Francis, Florence

Weiterführende Literatur

Birkenbihl V (2002) Warum Humor so wichtig ist. Video. Junfermann, Paderborn

Darwin C (2000) Der Ausdruck der Gemütsbewegungen bei dem Menschen und den Tieren. Suhrkamp, Frankfurt am Main

Höfner E, Schachtner H-U (1997) Das wäre doch gelacht! – Humor und Provokation in der Therapie. Rowohlt, Reinbek bei Hamburg

Kresse A, Ullmann E (2008) Humor im Business: Gewinnen mit Witz und Esprit. Cornelsen, Berlin

Lavagno C (2016) Der Ort der Stimme. Philosophische Überlegungen. In: Loch-Falge J, Heinze M, Offe S (Hrsg) Stimme, Stimmen, Stimmungen. Parados, Berlin, S 11–23

Loch-Falge J, Heinze M, Offe S (Hrsg) (2016) Stimme, Stimmen, Stimmungen. Parados, Berlin

Prütting L (2014) Homo ridens. Eine phänomenologische Studie über Wesen, Formen und Funktionen des Lachens, 4. Aufl. Alber, Freiburg

Stiftung. „Humor hilft heilen". ► http://www.humorhilftheilen.de

Wild B (Hrsg) (2016) Humor in Psychiatrie und Psychotherapie: Neurobiologie – Methoden – Praxis. Ein Sammelband mit Beiträgen von Eckart von Hirschhausen, Willibald Ruch, Noni Höfner, Paul McGhee et al. Schattauer, Stuttgart

3+1© Skills: Empathie

5.1   Erstes Skill im Job – 74

5.2   Die hellen Seiten der Empathie – 74

5.3   Empathie: andererseits – 77

5.4   Empathie: neuronale Spiegelungen – 82

5.5   Wenn's um Stimme geht: Empathie ist Resonanz! – 85

5.6   Empathie und Stimme – 87

5.7   Empathie: Praxis – 88

5.8   Empathiescreening – 90

5.9   Zusammenfassung – 91

        Literatur – 92

Elektronisches Zusatzmaterial Die Online-Version dieses Kapitels (https://doi.org/10.1007/978-3-662-58161-2_5) enthält Zusatzmaterial, das für autorisierte Nutzer zugänglich ist.

„You can only understand people if you feel them in yourself."
(John Steinbeck)

5.1 Erstes Skill im Job

Nach einem erholsamen Wochenende kommen Sie zurück an Ihren Arbeitsplatz. Andere Kollegen und Kolleginnen sind bereits eingetrudelt und schauen Sie an, während Sie eintreten. Der entscheidende Moment der ersten Kontaktaufnahme ist Ihr „Guten Morgen!". Wie klingt es? Die Energie, Lautheit oder Helligkeit in Ihrer Stimme ist Ausdruck Ihrer Verve, mit der Sie das Büro betreten. Würden Sie lieber noch ein paar Tage zu Hause auf dem Sofa sitzen? Oder verreisen? Wie sieht das Arbeitspensum der Woche aus, das Sie erwartet? Oder Sie freuen sich, weil ein spannendes Projekt auf Sie wartet und Sie sind motiviert.

Dass all das Einfluss auf Kraft und Qualität Ihrer Stimme hat, ist Ihnen bislang vielleicht noch gar nicht in den Sinn gekommen. Ebenso wenig werden sich die Kollegen Gedanken über die Klangfarbe Ihrer Stimme machen. Und dennoch spüren sie, wenn etwas nicht in Ordnung ist. Irgendwie wird ihnen auffallen, ob Sie müde und lustlos oder freudig und erholt klingen. Das liegt zum einen an der Stimme als Ihrem persönlichen Ausdrucksmittel, zum anderen an einem besonderen Sensorium, das die Menschen miteinander verbindet und ermöglicht, sich in den anderen hineinzuversetzen – an der Empathie (◧ Abb. 5.1). Empathie ist das erste der drei Skills, die uns unterstützen, den vielseitigen kommunikativen Anforderungen der Stimme im Job gerecht zu werden. In den nächsten Kapiteln folgen Integrität (▶ Kap. 6) und Aggression (▶ Kap. 7).

5.2 Die hellen Seiten der Empathie

Die Auseinandersetzung mit dieser besonderen menschlichen Fähigkeit erlebt zurzeit einen regelrechten Boom. Auch für „Stimme im Job" kommen wir um Empathie nicht herum. Wenn wir verstehen, wie Empathie entsteht und abläuft, wird klarer, wieso unsere Stimme in verschiedensten Situationen so flexibel und variabel ist, warum das manchmal gut ist und warum wir uns diesem Phänomen gelegentlich hoffnungslos ausgeliefert fühlen. Unsere Stimme ist auf Empfang: mit kleinen Veränderungen in Klang, Tonhöhe und Lautstärke reagiert sie auf Einflüsse, die aus unserem Innenleben oder von außen kommen.

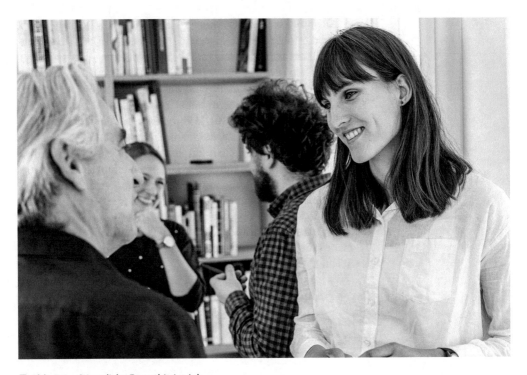

◘ **Abb. 5.1** Stimmliche Empathie im Job

Stimmforscher

Stimmen im Café

Setzen Sie sich in ein gut besuchtes Café und schließen Sie
die Augen. Was hören Sie? Die Frau am Nachbartisch mit der
weichen Stimme und deren Gesprächspartnerin mit dem
Schnarren im Klang. Oder den Mann hinter Ihnen, dessen
Bass durch den gesamten Raum dringt? Versuchen Sie, sich
von den Gesprächsinhalten zu lösen und sich auf die
stimmlichen Eindrücke einzulassen, die die Gäste des Cafés
auf Sie machen. Bei welcher Stimme können Sie entspannen, bei welcher werden Sie unruhig? Wie reagieren Sie
körperlich? Wie reagiert Ihr eigener Stimmapparat auf die
gehörte Stimme? Imitieren Sie innerlich die Stimme? Fühlt
sich Ihr Hals angenehm weich und weit an? Haben Sie das
Bedürfnis, sich zu räuspern oder einen Frosch im Hals
wegzuhusten?

5

- **Grundinventar Empathie**

Aus evolutionärer Sicht lässt sich Empathie bis weit in urmenschliche Zeiten zurückverfolgen. Es gibt Hinweise, „dass es im gesamten Reich der Säugetiere primitive Formen empathischen Verhaltens gibt – um so mehr sind die Primaten und insbesondere wir Menschen mit unserem höher entwickelten Neokortex dafür prädestiniert" (Rifkin 2010). Je komplexer ausgereift demnach das Gehirn eines Lebewesens, desto ausgeprägter ist die Fähigkeit zur Empathie. Beim Menschen hat sie sich während der Evolution kontinuierlich und parallel mit den Erscheinungsformen seines Zusammenlebens weiterentwickelt, bildet sozusagen einen Grundpfeiler menschlicher Gemeinschaft. „Unsere empathische Prädisposition ist kein fehlersicherer Mechanismus, der es uns erlaubt, unsere Menschlichkeit zu vervollkommnen. Sie stellt vielmehr eine Chance dar, die Menschheit zu einer Großfamilie zu machen" (Rifkin 2010).

> **Empathie**
>
> Empathie ist die Fähigkeit, sich in die Gefühle anderer hineinzuversetzen.

- **Skill als Retter in der Not?**

Empathie stärkt das Gemeinschaftsgefühl – vor allem in Krisenzeiten

Rifkin sieht in der Empathie die Lösung für die ökologischen und gesellschaftlichen Probleme unserer Welt. „Ist es möglich, dass Menschen ein vollkommen anderes – empathisches – Wesen haben und dass alle anderen Charakterzüge, die wir als primäre Triebe angesehen haben – Aggressivität, Gewalttätigkeit, Egoismus und Habgier –, sekundäre Triebe sind, die ihren Ursprung in der Unterdrückung unseres elementarsten Wesenszuges haben?" (Rifkin 2010). Er entwirft eine Utopie, die er „die empathische Zivilisation" nennt und postuliert damit eine Hoffnung auf eine bessere Welt. Obgleich angeborene Fähigkeit, kann sich Empathie nur zum Positiven für die menschliche Gesellschaft entwickeln, wenn sie trainiert wird.

- **Empathie und Selbstbewusstsein**

Aufklärung und Humanismus ermöglichten dem Menschen, sich zunehmend aus der gottgewollten Unmündigkeit zu befreien und sich ein Recht auf freie Entwicklung seiner Persönlichkeit zu erstreiten. Als zu Beginn des 20. Jahrhunderts die Geburtsstunde der Psychologie schlug, begann man erstmals von Empathie als Einfühlungsvermögen in andere Menschen zu sprechen.

Gegen Ende des ersten Lebensjahres bilden sich beim Menschen empathische Fähigkeiten aus. Die ersten Schritte des Kindes ermöglichen es ihm, sich als eigenständiges Wesen zu erleben und sich räumlich von der Bezugsperson zu distanzieren. Es muss sich

„Mama" oder „Papa" erst einmal aus der Distanz anschauen, bevor es sich in sie einfühlen und sie beim Namen nennen kann – der Beginn nicht nur der Empathie, sondern auch der Sprache (Zollinger 1991). Es bedarf allerdings noch weiterer fünf bis sechs Lebensjahre, also bis zum Vorschulalter, bis die empathischen Fähigkeiten ausgereift sind.

Wirklich empathisch kann ich folglich nur sein, wenn ich mir meiner selbst bewusst bin, mich vom anderen abgrenzen kann, den anderen als anderen wahrnehme. Nur in dieser Differenz zwischen mir und dem anderen entsteht Mitfühlen.

■ **Bad times**

Starker gesellschaftlicher Druck veranlasst den Menschen, erst einmal an sich zu denken, sich um sich selbst zu kümmern. Das sind schlechte Zeiten für Empathie: „Im Konkurrenzkampf, im Stress und unter anderen widrigen Bedingungen fällt es schwer, sich in andere einzufühlen" (Bartens 2017). Die Angst vor den Mitmenschen und die Sorge um die eigene Sicherheit bewirken, dass wir uns erst einmal verschließen.

■ **Good times**

Geht es mir schlecht, habe ich wenig Kapazitäten, mich um andere zu kümmern. Geht es allerdings der Gesellschaft schlecht, hat das meist einen positiven Einfluss auf die interpersonelle Kommunikation. Empathie erfährt einen Aufwind. Wir erleben das häufig in Form von beeindruckender Solidarität bei Naturkatastrophen oder sozialer Verbindlichkeit in wirtschaftlich prekären Zeiten. „Statt lediglich die Beziehungen um uns herum zu verbessern, wie Menschenaffen das tun, kennen wir explizite Lehren über den Wert der Gemeinschaft und den Vorrang, den sie vor den individuellen Interessen hat beziehungsweise haben sollte" (de Waal 2008). Übertragen auf die Geschäftswelt könnte man annehmen, dass der firmeninterne Zusammenhalt potenziell zum Konkurrenzdruck wächst. Der gemeinsame „äußere Feind" unterstützt den Zusammenhalt in der Gemeinschaft, „er zwingt Elemente zur Einmütigkeit, die sonst nicht miteinander auskommen" (de Waal 2008).

5.3 Empathie: andererseits

■ **Empathie versus Mitgefühl**

Empathie wird häufig in Abgrenzung zu anderen Begriffen wie Mitgefühl, Einfühlungsvermögen oder Gefühlsansteckung verwendet. Die Forschungsgruppe um Tina Singer hat durch ihre Studien einen eklatanten Unterschied zwischen Empathie und Mitgefühl herausgearbeitet. In Bezug auf neuronale Aktivitäten lässt sich ein deutlicher Unterschied zwischen Mitgefühl und Empathie ausfindig machen. „Wir erkannten also, dass Empathie von negativem Affekt und stärkeren Aktivierungen in neuronalen Arealen begleitet war, die am negativen Affekt und an der Schmerzempathie beteiligt sind. Mitgefühl dagegen stärkte positiven Affekt, prosoziales Verhalten und neuronale Aktivität, die mit Zugehörigkeit, Liebe und positiven Emotionen verbunden ist" (Singer und Bolz 2013). Empathie als eher reaktive, erleidende Eigenschaft ist durchaus störungsanfälliger als das trainierbare Mitgefühl: „Während die empathische Resonanz zum Burnout führen kann, eignet sich das Mitgefühl offenbar als trainierbare Strategie, um die Prosozialität zu erhöhen" (ebd.). Dieser Studie zufolge kann zu viel ungefilterte Empathie zu Überforderung und im weiteren Verlauf zu einem Burnout führen. Dagegen aktiviert Mitgefühl, das gut ausgebildet und kognitiv reflektiert wird, andere Regionen im Gehirn, ist weniger belastend und fördert gesellschaftliches Zusammenleben. Konsequenterweise unterstützt die Forschergruppe die Etablierung von Mitgefühlstrainings in der Gesellschaft.

■ **Die kognitive Seite der Empathie**

Kognitive Aspekte, wie unser Denken, Werten, Analysieren, können sich diesem automatischen Spiegeln entgegenstellen und es blockieren. Dies geschieht vor allem dann, „wenn der andere ein Feind ist oder etwas tut, das in der gegebenen Lage eine potenzielle Bedrohung für uns darstellt" (Rizzolatti und Sinigaglia 2008). Diese Regulierung, die uns vor Bedrohung schützen soll, kann uns allerdings auch davon abhalten „intuitiv das Richtige zu erkennen. Beides, Intuition und Intellekt, können uns in die Irre führen, wenn wir das eine ohne das andere benutzen" (Bauer 2016).

Wie verhält es sich nun mit dem Verhältnis von Empathie und Kognition? Inwiefern arbeiten sie zusammen oder blockieren sich gegenseitig?

Die amerikanische Psychologin Preston und der niederländische Verhaltensforscher de Waal beantworten diese Fragen, indem sie der Empathie kognitive Seiten zuerkennen (de Waal 2008). Dadurch gelingt ein komplexerer Blick auf dieses Skill: Empathie und Kognition schließen sich nicht gegenseitig aus, sondern greifen ineinander.

Es werden drei Ebenen der Empathie unterschieden. Grundlage „bildet ein einfacher, automatischer Perzeptions-Aktions-Mechanismus (PAM), der zu einer sofortigen, oft unbewussten Angleichung der Zustände der beteiligten Individuen führt" (de Waal 2008). Nach dem reflexhaften Mitfühlen, beispielsweise beim Anblick eines weinenden Kindes, können wir zweitens, auf höherer Ebene, die Gründe für unsere Empathie reflektieren. Diese zweite Ebene ist ein durch Sozialisation und Kognition erlerntes Verhalten. Drittens können wir ganz bewusst die Perspektive des Anderen einnehmen.

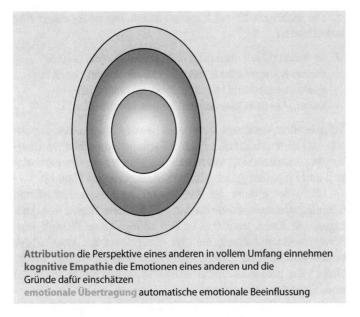

Attribution die Perspektive eines anderen in vollem Umfang einnehmen
kognitive Empathie die Emotionen eines anderen und die
Gründe dafür einschätzen
emotionale Übertragung automatische emotionale Beeinflussung

◼ **Abb. 5.2**   Matroschka: die drei Schichten der Empathie

Preston und de Waal illustrieren die drei Ebenen mit der rus-
sischen Matroschka-Puppe (◼ Abb. 5.2). Die innere Puppe wird
von einer jeweils größeren umschlossen. Für die am höchsten ent-
wickelte Ebene der Empathie werden die inneren, basaleren
Schichten vorausgesetzt.

> **Die drei Schichten der Empathie nach de Waal 2003:**
> — Attribution: die Perspektive eines anderen in vollem Umfang
>   einnehmen
> — Kognitive Empathie: die Emotionen eines anderen und die
>   Gründe dafür einschätzen
> — Affektive Empathie durch emotionale Übertragung: automati-
>   sche emotionale Beeinflussung

■ **Empathie als professioneller Balanceakt**

Als Therapeut oder Seelsorger besteht meine Tätigkeit hauptsächlich darin, meinen Klienten bei der Bewältigung emotionaler oder
sozialer Krisen zu helfen. Auch als Chefin oder Teamleiter bin ich
in Feedback- oder Zielvereinbarungsgesprächen mit persönlichen, emotionalen Situationen konfrontiert, sollte meinem Gegenüber eine Reflexionsfläche bieten und empathisch sein.

Grundsätzlich lassen sich bei allen Beratungsgesprächen im
Job zwei Ebenen benennen: die Sachebene, auf der wir in unserer
Rolle als Fachkompetenz, Lösungsfinder oder Entscheider gefragt
sind, und die eher unterschwellig ablaufende Beziehungsebene,
auf der es u. a. um Empathie geht (siehe auch ► Abschn. 8.7).

Die Sachebene lässt sich schnell klären. Die zweite dagegen ist komplizierter.

» Ich kann und will mich doch nicht jedesmal in die Gefühle meines Kollegen oder Mitarbeiters hineindenken, das ist mir zu anstrengend und abends grübele ich dann auch noch weiter. (Aus dem Interview mit der Teamleiterin M. S.)

Wäre es nicht praktisch, wenn man bewusst entscheiden könnte, wie weit man sich auf die affektive Form der empathischen Übertragung einlassen will? Wenn man die Übertragung von Emotionen und Empathie gezielt, also technisch einsetzen könnte?

Carl Rogers, einer der Wegbereiter der personenzentrierten Gesprächstherapie, würde die Autoren für diese Fragen wohl steinigen. Mit Recht. Empathie ist ihm zufolge keine Technik, sondern eine Grundhaltung, die „das Akzeptieren, die Anteilnahme oder Wertschätzung" (Rogers 2017) des Gegenübers voraussetzt. Nicht jeder professionell Zuhörende ist ein geschulter Therapeut und häufig finden kommunikative Situationen im Job nicht in angemessenem Setting statt: Zeit ist knapp, kein abgeschlossener Raum vorhanden. Und überhaupt ist das Thema viel zu kompliziert. Ist es dann nicht das Beste, die Klappen einfach dicht zu machen und nur kognitiv zu reagieren: „Ich verstehe, dass Ihnen dieses Thema sehr zu Herzen geht." „Ich schlage Folgendes vor …" Und je weniger man emotional in ein Thema verstrickt ist, desto besser kann man das größere Ganze im System erfassen und Lösungsvorschläge machen.

Klingt einfach? – Zu einfach! Kommen wir Rogers entgegen: Empathie im Umgang mit Menschen lässt sich nicht sezieren in Emotion und Kognition, Gefühl und Kontrolle. Wir sind keine Maschinen, und Empathie beinhaltet ja nun einmal das Übertragen von Emotionen. Und die machen die Atmosphäre des Gesprächs aus, wirken sich auf Stimmung, Motivation und Leistungsfähigkeit der Teilnehmer aus.

Professionell angewandte Empathie bedarf des Regulativs der Kognition, um die eigene Integrität zu wahren

Bei professionell angewandter Empathie ist vor allem wichtig, die eigene Integrität (▶ Kap. 6) zu wahren. „Ich bin empathisch, aber ich bin nicht der andere!" In dieser professionellen Balance bleibt mein Verstand geschärft und ich kann mich dennoch emotional auf den anderen einschwingen und eine Resonanzbeziehung aufbauen. Gleichzeitig schützt mich diese professionelle Abgrenzung davor, von emotionalen Untiefen überrollt zu werden.

▪ Empathie und Narration

Können wir uns tatsächlich in einen anderen Menschen hineinversetzen? Wie sollte das gehen? Meinen oder empfinden wir nicht vielmehr so, als täten wir es? Und bleiben letztlich unseren eigenen Vorstellungen und Denkmustern verhaftet? Vielleicht haben wir sogar ein wenig „Selbst-Interesse". Oder zumindest ist uns der andere nicht ganz fremd und wir können deshalb Verständnis haben. Und ist es uns alles nicht recht, sind wir gestresst, ängstlich oder wollen wir unsere Ruhe haben, können wir diese Fähigkeit ja auch blockieren.

Für den Kognitionswissenschaftler Breithaupt ist Empathie eine „Zugehörigkeitsempfindung" (Breithaupt 2017) des Individuums, die durch emotionale und rationale Strategien, Wertungen und Abwägen entsteht. „Empathie besteht im Mit-Erleben mit einem anderen, wobei sich der empathische Beobachter in die Situation des anderen versetzt sieht und diese Situation zumindest mit einem minimalen Aspekt von Selbst-Interesse aus der Perspektive des anderen betrachtet sowie emotional erlebt. Eine direkte Simulation von Gefühlen und Empfindungen ist nicht notwendig Voraussetzung oder Resultat dieses Prozesses" (Breithaupt 2017).

Beispiel

Stellen Sie sich vor, Sie fahren mit dem Rad zur Arbeit. Jeden Morgen dieselbe Strecke. Sie fahren über einen großen Platz und sehen immer wieder denselben älteren Mann, der leere Pfandflaschen einsammelt. Sie beginnen, über diesen Mann nachzudenken, täglich, bei jeder Begegnung kommen Ihnen neue Details in den Sinn. Zunächst bleiben Sie bei den äußeren Fakten und denken vielleicht, welch ein Jammer es ist, dass ein alter Mensch, der sein ganzes Leben gearbeitet hat, keine ausreichende Rente bekommt und zusätzlich Flaschen sammeln muss. Je vertrauter Ihnen der Mensch durch ihre Beobachtungen wird, vorausgesetzt Sie finden ihn sympathisch, desto mehr Ideen kommen Ihnen. Vielleicht fragen Sie sich, wie er wohl lebt, was er sich für das Geld kauft. Sie stellen sich vielleicht vor, der Mann kaufte sich jeden Morgen von dem Geld Brötchen, ginge nach Hause, kochte sich einen Kaffee, äße die Brötchen auf. Vielleicht beginnen Sie durchzurechnen, wie viel Geld der Mann täglich durch das Flaschenpfand hinzuverdient. Sie fragen sich, ob er sich vielleicht um seine kranke Frau kümmern muss, usw. …

Nach Breithaupt ist dieses sukzessive Erzählen von Geschichten um einen Menschen herum ein wesentlicher Aspekt der Empathie. Zweitrangig ist, ob diese Geschichten „wahr" sind. Viel entscheidender ist, dass sie für uns und in sich stimmig sind, das heißt: nachvollziehbar. Es können auch Details hinzugesponnen werden, um Zusammenhänge schlüssiger zu machen. Genaugenommen wissen wir sogar darum, dass es fiktive Geschichten sind. Sie bringen uns dem jeweiligen Menschen näher. Wir fühlen plötzlich, dass wir durch sie mit ihm verbunden sind.

Breithaupt nennt dieses „Geschichtenspinnen" Narration. Wenn diese Narrationen sich so gestalten, dass uns der andere vertraut, sympathisch und sein Handeln nachvollziehbar ist, dann gelingt Einfühlung. Bleibt uns der andere fremd, handelt er so, dass es ihm nicht gelingt, uns in seine Geschichte zu verwickeln

und unsere Gefühle anzusprechen, dann werden wir weniger oder
gar keine Empathie entwickeln. Dies passiert vielleicht auch täglich, wenn wir Menschen sehen, deren Verhalten uns fremd ist,
abstoßend oder unsympathisch auf uns wirkt. Wir blicken lieber
weg, wollen das Gesehene nicht so nah an uns heranlassen.

5.4 Empathie: neuronale Spiegelungen

Im Jahr 1995 entdeckte der Italiener Giacomo Rizzolatti die sogenannten Spiegelneuronen. Durch deren Aktivität meinen wir, am
Erleben des anderen teilzuhaben. Indem die Spiegelneuronen in
uns imitieren, was sie am Gegenüber sehen und hören, gravieren
diese Eindrücke automatisch Spuren in unser Gehirn ein. Sie steuern somit unsere empathischen Fähigkeiten. Ausschlaggebend für
die Entdeckung war die Erforschung von Handlungsneuronen,
den Nervenzellen in unserem Gehirn, die unsere motorischen
Handlungen steuern. Sie „kennen den Plan einer gesamten Handlung und haben sowohl deren Ablauf als auch den damit ange-
strebten Endzustand, also den voraussichtlichen Ausgang einer
Handlung gespeichert" (Bauer 2016). Während diese Handlungsneurone für die Planung einer Handlung zuständig sind, sorgen
ihre Teamplayer, die Bewegungsneurone dafür, dass die Bewegungen auch ausgeführt werden, „sie tun, was die Programme der
Handlungsneurone ihnen sagen." Diese Nervenzellen werden
nicht nur aktiv, wenn ein bestimmtes motorisches Programm ausgelöst werden soll, sondern auch, wenn man „miterlebt, wie ein
anderes Individuum dieses Programm in die Tat umsetzt" (Bauer
2016).

Gespiegelte Veränderungen in Pulsfrequenz, Hautwiderstand,
Gesichtsausdruck und Körperhaltung ermöglichen es mir, mich
wie „in der Haut des anderen zu fühlen, dieselben Empfindungen
und Bedürfnisse zu haben, und diese Verkörperung fördert wiederum Sympathie, Mitleid und Hilfsbereitschaft" (de Waal 2008).
Wichtiger Aspekt in Bezug auf die Wirkkraft der Spiegelneuronen
scheinen Grad und Qualität einer Beziehung zu sein: Je größer die
Nähe und damit die Ähnlichkeit zwischen mir und meinem Gegenüber ist, desto leichter können in mir Reaktionen aktiviert
werden, die denen des anderen entsprechen.

■ **Auditive Spiegelneuronen**

Treffen sich Kollegin X und Kollege Y in der Teeküche und X erzählt
lachend und strahlend eine witzige Geschichte, so sind nicht unbedingt die Qualität der Geschichte, sondern vornehmlich die
Spiegelneuronen dafür verantwortlich, wenn Y auch lacht. Die la-
chende Stimmung überträgt sich bereits auf Y, noch bevor die
Pointe erzählt wurde. Der spezifische Stimmklang des Lachens von

X löst im Frontalhirn von Y dasselbe Aktionspotenzial aus, obwohl er noch nicht lacht. Seine Hirntätigkeit simuliert den hellen, lachenden Stimmklang außerhalb von sich. Die erlebte Freude über die lustige Geschichte von X spiegelt sich somit in ihm.

Die Ergebnisse ihrer Primatenforschung lassen Rizzolatti et al. vermuten, dass sich die stimmliche Kommunikation kontinuierlich in Millionen von Jahren ausdifferenziert hat. Auch an diesem evolutionären Prozess seien Spiegelneurone beteiligt, die die Gesten und Laute bei der Kommunikation simuliert hätten.

Zunächst gab es Vokalisationen nur in Kombinationen mit Gesten. Es brauchte für „die Ursprünge der Sprache nicht nur den Mund, sondern auch die Hand, und aus ihrer gegenseitigen Interaktion ging die Stimme hervor" (Rizzolatti und Sinigaglia 2008).

Durch die Aktivität auditiver Spiegelneurone hat sich die Stimmgebung zunehmend von der gestischen Kommunikation emanzipiert, sodass wir heute für die Verständigung kaum noch Gesten einsetzen.

Das Spiegeln von mimischer, gestischer oder stimmlicher Aktivität findet im Gespräch mit anderen dauernd statt. Die motorischen Aktivitäten des Gegenübers werden nachempfunden und im Gehirn ausgeführt. Es kommt zu einem nachweisbaren neurophysiologischen Kontakt zwischen Menschen, die sich miteinander unterhalten. Die Bedeutung der Spiegelneuronen für den menschlichen Kontakt ist nicht vollständig erforscht, aber die Vorstellung ist schon faszinierend, wie unmittelbar – mental und physisch – wir beim Hören einer Stimme auf den Sprecher reagieren. Kleinste Nuancen der Stimmgebung werden vom Hörer wahrgenommen und neuronal nachempfunden.

Auch die Stimme aktiviert Spiegelneurone

- **Empathie macht gesund**

Für den Journalisten Bartens sind es vor allem diese positiven, motivierenden und fördernden Kräfte, die ihn an der Empathie interessieren. Sie kann den Menschen nicht nur glücklich, sondern vor allem gesund machen! „Offener und einfühlsamer zu sein wirkt sich auf nahezu alle Organe und Körpersysteme positiv aus. Zudem laufen Entzündungsreaktionen (wie sie beispielsweise bei vermehrtem Stress häufiger entstehen) weniger heftig ab, selbst Erkältungen sind bei jenen Menschen seltener, die auf konstruktive Weise zu Anteilnahme und Mitgefühl in der Lage sind. Kein Wunder, dass die Lebenserwartung jener Menschen steigt, die sich anderen nahe fühlen, die zufrieden und einfühlsam sind und sich von einem engen Freundeskreis getragen und unterstützt wissen" (Bartens 2017). Eng mit anderen zusammenzuleben, auf sie einzugehen, sich in sie einzufühlen, verlängert die Lebensdauer. Das Risiko, an Depression zu erkranken, reduziert sich, Herzprobleme treten seltener auf.

5

Wo man singt, da lass dich ruhig nieder: Singen ist gesund!

Hintergrundinformation

Studien, die die Wirkweise des Hormons Oxytocin bei Mensch und Tier untersuchten, belegen einen Zusammenhang zwischen dessen Ausschüttung und der Empfindung von Empathie. Ausgeschüttet wird es im Stammhirn, ausgelöst vor allem durch Körperkontakt und bei Empfindungen menschlicher Nähe. Der Einfluss von Oxytocin scheint generell bei sozialen Interaktionen von großer Bedeutung zu sein. Dieses sogenannte „Kuschelhormon" entspannt den Gesamtorganismus des Körpers, senkt den Blutdruck, beschleunigt die Wundheilung. Es „scheint nicht nur Nähe und Vertrauen zu stiften, sondern der körpereigene Botenstoff hat auch andere positive Eigenschaften. Bei Stress wirkt er beruhigend und stabilisiert die Stimmung, zudem aktiviert er das körpereigene Belohnungssystem" (Bartens 2017). Eine Studie an Ehepaaren, die sich häufig und heftig stritten, belegt die besänftigende Wirkung dieses Hormons. Den Streithühnern und -hähnen wurde Oxytocin in die Nase gesprüht und diese kleine Intervention „verbesserte die Kommunikation und emotionale Nähe der streitenden Paare erheblich" (Bartens 2017).

▪ Singen und Empathie

Auch wenn wir stimmlich miteinander im Kontakt sind, zum Beispiel im Chor, entsteht dieses wohltuende Gefühl der Nähe zu den anderen Chormitgliedern. Eine Studie belegt, dass auch beim gemeinsamen Singen Oxytocin ausgeschüttet wird (Grape 2003).

Dem Gefühl der Nähe beim gemeinsamen Singen liegt das Phänomen des Klangkontakts zugrunde. Singen wir mit anderen Menschen, so passen wir uns stimmlich dem anderen an, stellen unsere Stimmgebung auf den anderen ein. Im empathischen Miteinander auf „Klanghöhe" (nicht, wenn wir den anderen aggressiv übertönen, ▶ Kap. 7) kommt es zu einem physischen Klangereignis, bei dem die einzelnen Klänge nicht mehr herauszuhören sind und ein neuer größerer und runderer Klang entsteht. Das funktioniert tatsächlich. Probieren Sie es mal aus. Und je mutiger Sie sind, je offener Sie sich einlassen, desto intensiver das Erlebnis.

> **Stimmforscher**
> **Klangpost**
> Das altbekannte Spiel „stille Post" wandeln wir für unsere Zwecke zu einer „Klangpost" um.
>
> Bilden Sie mit Ihrem Team, Ihrer Familie oder Freunden einen Kreis.
>
> Der Erste (A) beginnt nun in einer angenehmen Tonlage die Vokalkette „Oooo-Aaaa-Oooo" zu tönen. Wie klingt die Stimme? Ist sie kräftig oder schwach, klar oder kratzig, hell oder dunkel, wackelig oder stabil? Nun stellt sich die zweite Person (B) gegenüber A. Sie tönen gemeinsam.
>
> Variieren Sie den Abstand zueinander. Bei welchem Abstand klingen die Stimmen am besten zusammen? Seien Sie mutig. Spüren Sie, wie die verschiedenen Stimmen zu einem Klang werden? Ist das die ganze Zeit gleich oder trennen sich die Stimmen wieder voneinander?

> Können Sie auf die Stimme des anderen hören? Auf ihren Klang, ihre Schwingungen? Was können Sie von der anderen Stimme übernehmen, wie können Sie diese unterstützen? Nun tönt B alleine, bevor er im Anschluss gemeinsam mit C tönt usw.
>
> Nehmen Sie sich die Zeit, die Töne mehrere Runden weiterzugeben, und beobachten Sie dabei, ob bzw. wie die einzelnen Stimmen sich verändern.
>
> Vielleicht war die Stimme von C in der ersten Runde noch sehr verhalten und dünn und konnte im Verlauf des Spiels an Kraft und Energie hinzugewinnen.
>
> War die Stimme von E zu Beginn nicht dominant und durchdringend, aber irgendwie dumpf und fest? Und erscheint sie jetzt nicht wesentlich geschmeidiger und trotz reduzierter Lautstärke nicht weniger tragfähig?
>
> Lassen Sie sich überraschen und nehmen sich die Zeit, zwischendurch und am Ende Ihre Eindrücke und Erfahrungen auszutauschen (angeregt von Nollmeyer 2011).

5.5 Wenn's um Stimme geht: Empathie ist Resonanz!

Kommunikation ist Begegnung mit anderen. Kommunikation von Angesicht zu Angesicht ist darüber hinaus eine ganzheitliche Begegnung der Personen und ihrer Körper. Wie kommt es, dass wir manchmal unmittelbar mit jemandem im (Klang-)Kontakt sind, intensiv zuhören, mitlachen oder traurig sein können, manchmal eher gelangweilt oder desinteressiert sind? Denken wir wieder an die lustige Begegnung in der Teeküche. Versuchen wir zu begreifen, was hier abläuft, indem wir uns einem weiteren für den stimmlichen Kontakt wichtigen Begriff, dem der Resonanz, zuwenden. Was Resonanz für die Stimmfunktion bedeutet, haben wir bereits ausführlich dargestellt (▶ Kap. 2).

> **Stimmliche Empathie braucht Resonanz**

Unser Gegenüber kann von dieser Resonanzerfahrung nur berührt werden, wenn er offen dafür ist. Innere Abwehr, Skepsis oder Voreingenommenheit erschweren die Resonanzbeziehung. Eine kongruente, frei schwingende Stimme kann jemanden verführen, mit in Resonanz zu gehen. Es gelingt, wenn er auf Empfang ist, offen dafür ist. Sonst nicht. Achten Sie bei Ihren Verhandlungen, Gesprächen usw. nicht nur darauf, argumentativ vorzugehen, sondern auch, ob Sie in Resonanz mit dem Gegenüber sind: keine Esoterik, sondern Physik!

Für den Philosophen Hartmut Rosa ist die gesamte zwischenmenschliche Kommunikation geprägt von Resonanzbeziehungen, erlebbar in unterschiedlichen Ausprägungen: in **einer** Kommunikationssituation gelingt es wunderbar, sich auf ein Gegenüber einzuschwingen, mit ihm in Resonanz zu gehen,

5

während ein **anderes** Mal kein gemeinsamer Resonanzraum, kein Flow, entstehen will.

Solche Resonanzphänomene seien besonders intensiv beim Chorgesang zu erleben: „Wer sich daran beteiligt, erfährt in den gelingenden Momenten eine ‚Tiefenresonanz' zwischen seinem Körper und seiner mentalen Befindlichkeit zum Ersten, zwischen sich und den Mitsingenden zum Zweiten sowie die Ausbildung eines kollektiv geteilten physischen Resonanzraums (in der Kirche oder im Konzertsaal etc.) zum Dritten." (Rosa 2016).

Stimmforscher

Luftballon

Haben Sie von der letzten Geburtstagsparty noch einen Luftballon übrig? Blasen Sie ihn auf und erspüren Sie Resonanz:

Tönen Sie ein lang gezogenes „Aaaa" und halten Sie dabei den Luftballon wenige Millimeter vor Ihren Mund. Was können Sie spüren? Vielleicht zuerst eine Vibration in den Fingern, die den Ballon halten. Wenn Sie genauer hinspüren und die Position des Ballons anpassen, werden Sie die Vibration auch an Ihren Lippen, den Wangen und anderen Stellen Ihres Gesichts spüren können. Die Schallwellen Ihrer Stimme haben den Luftballon zum Mitschwingen gebracht.

Das Schwingen des Luftballons können Sie wiederum als Vibration spüren. Sie sind mit dem Ballon in eine Resonanzbeziehung getreten und bringen nun auch den Ballon in Schwingungen … und auch diese Schwingungen wirken wieder auf Sie zurück.

Audioprofiling

Die Erkenntnis, dass die komplexe Klangstruktur unserer Stimmen Hinweise auf unsere Persönlichkeit gibt, ist ein gefundenes Fressen für Wissenschaft und Technik: Audioprofiling ist im Kommen! Stimmdaten werden gesammelt und in Relation zu den Eigenschaften dazugehöriger Sprecher gesetzt. Algorithmen tun ihre Arbeit und im Nu haben wir eine hochdifferenzierte Stimmsoftware, die uns Informationen über Menschen ausspuckt, deren Stimmen wir durch das Programm gejagt haben – so die Zukunftsvision, die in gar nicht mehr weiter Ferne liegt.

Einsatzbereichen für Audioprofiling sind keine Grenzen gesetzt. Von polizeilicher Spurensuche bis zum Einsatz in Callcentern, die die Kauffreude ihrer Kunden abchecken, von Social Media, Dating-, Flirtforen bis zu Assessments für verschiedene Berufsgruppen. Kleinste Anzeichen in der Stimme sollen den Nachweis darüber erbringen können, ob jemand zum Beispiel als Führungskraft geeignet ist. Unsere Stimme weist tausende von Merkmalen auf, die ein Computer – wahrscheinlich besser als jeder menschliche Stimmprofi – erfassen, werten und vergleichend kategorisieren könnte. Die feinen Geräusche und Farben im Stimmklang, Spannungen, Tonhöhe, Modulation, der persönliche Rhythmus, Tempo usw. stellen einen unendlichen Fundus an Datenmaterial über eine einzige Stimme dar. „Emotionale Labilität, Begeisterungsfähigkeit, Offenheit, Gewissenhaftigkeit und Verträglichkeit – die

‚Big Five', die fünf Hauptdimensionen einer Persönlichkeit, sind für die Analysealgorithmen nichts, was sie nicht herausfinden könnten" (Jüngling 2015).

Im medizinischen Bereich wird die „Deep Speech Pattern Analysis" entwickelt. Charakteristische Stimmmerkmale unterschiedlicher Patientengruppen werden herausdifferenziert, verglichen und kategorisiert mit dem Anspruch, eindeutigere Aussagen zu noch immer schwer diagnostizierbaren Erkrankungen wie ADHS oder Depression machen zu können.

Haushaltsgeräte sollen bald auf unsere Gefühlsregungen reagieren: So könnte der Herd „heiße Milch mit Honig empfehlen, wenn sein Besitzer heiser klingt. Kühlschränke könnten warme Worte sprechen, wenn sie einen traurigen Unterton registrieren. ‚Die Signale unserer Stimme ermöglichen es den Maschinen, empathischer zu werden … wie ein Mitbewohner oder Freund'" (Wüstenhagen 2013).

Wird Empathie in naher Zukunft eine Computereigenschaft, eine programmierbare Facility von Maschinen? Und die menschliche Stimme wichtiger Informationslieferant für die dafür notwendigen Daten? Computerstimmen sollen emotional einfühlsein werden und gleichzeitig auch die Emotionalität in den Stimmen ihrer User erkennen? Auf jeden Fall wird nicht nur die Wissenschaft, sondern auch die Wirtschaft davon fasziniert sein, inwiefern die Stimme des Menschen Signale sendet und damit eine Wirkung auf andere hat.

5.6 Empathie und Stimme

■ **Empathie, meine Stimme und ich**

Die stimmliche Aktivität ist ein andauerndes Zusammenspiel unseres Körpers mit unserer individuellen Klangvorstellung (▶ Abschn. 2.2.3). Sie enthält persönliche Informationen über unseren aktuellen körperlichen Spannungszustand, der sich auch im Hals-Rachen-Raum zeigt. Außerdem prägen unsere Motivation, Energie, Kraft, unsere Offenheit für die aktuelle Sprechsituation unsere Klangvorstellung und schwingen in winzigen Spuren im Stimmklang mit.

Am Stimmklang hören wir selbst, aber auch die anderen, wie es uns geht. Es kann natürlich sein, dass wir es nicht gewohnt sind, auf unsere Stimme zu hören. Oder wir wollen nicht. Oder wir haben gelernt, unsere Stimme auch unabhängig von unseren Stimmungen professionell einzusetzen. Doch die grundsätzliche Eigenschaft oder Fähigkeit unserer Stimme, unsere Emotionen hörbar werden zu lassen, verlernen, verlieren wir nicht.

■ **Empathie, Deine Stimme und Du**

Und all diese Veränderungen nimmt auch unser Gegenüber wahr: mit seiner eigenen gelernten Klangvorstellung hört er mit, spiegelt sich und erinnert sich beim Hören unserer Stimme an eigene Stimmerfahrungen. Er spinnt seine eigene Geschichte über uns. Das können wir nicht ändern. Sollten wir verunsichert sein, weil wir befürchten, dass die Geschichten nicht stimmen, sollten wir ruhig mal nachhaken! „Da hast du was in den falschen Hals bekommen!", „Das habe ich nicht so gemeint!" Je aufmerksamer wir kommunizieren, desto größer ist die Wahrscheinlichkeit gelungener Empathie.

Wie eine Antenne empfangen wir Schallwellen vom anderen, die in uns eine Reaktion auslösen. Wir empfinden durch den Klang des anderen, wie es ihm geht, Narration hin oder her: je nachdem wie gut wir den anderen kennen, verrät uns die Stimme seine Gefühlslage. Wir freuen uns mit ihm, wenn er lacht, und wenn er traurig ist, sind wir es auch. Bestenfalls vergewissern wir uns, wenn wir es genau wissen wollen. Oder nehmen Reißaus, wenn wir Wut oder Groll in der Stimme hören und gerade keine Lust darauf haben.

■ **Stimmliche Empathie und ich und du**

Wir reagieren mit unserer Stimme auf andere Stimmen. Und wir agieren und beeinflussen dadurch andere mit unserer Stimme. Stimme ist empathisch.

Vielleicht lohnt es sich, bei einem Kollegen, der zurückhaltend ist, mal mehr Zeit mitzubringen, um zuzuhören, sich stimmlich auf ihn einzustellen. Erinnern wir uns an die Übungen zum Klangkontakt. Wenn wir auf Empfang sind, können wir uns beeinflussen lassen von den Stimmen der anderen, wir können in einen stimmlichen Austausch treten und dadurch ein harmonisches Stimmklangerlebnis im Raum mitgestalten. In anderen Konstellationen ist es vielleicht nicht so gut, zu empathisch zu sein, weil es uns von unserem eigenen Bestreben abhält oder weil es uns überfordert und aussaugt. Auch dann ist es hilfreich, die Affekte der Empathie wahrzunehmen und im Notfall sogar zu blockieren.

5.7 **Empathie: Praxis**

■ **Sylvia Paul**

„Ich habe das doch seit Jahren so gemacht. Wieso soll ich meine Dokumentation denn jetzt umstellen? Bloß, weil du hier alles modernisieren willst! Nein, mach ich nicht!" Plötzlich richten sich alle Blicke auf sie. Innerlich brodelt es in ihr und am liebsten würde sie aufstehen, rauslaufen, die Türe knallen. Aber in diesem bescheuerten Großraumbüro gibt es ja nicht einmal Türen. Die wöchentlichen Teambesprechungen sind vor allem dazu da, Aufgaben zu verteilen und brennende Probleme zu lösen. Irgendwie gibt es gar keinen Teamgeist mehr, in dem Ideen ad hoc gebrainstormed werden. Dienst nach Vorschrift – wie sie das hasst. Stefan ist seit einem Jahr der neue Geschäftsführer und seitdem wird es immer kühler im Betrieb. Wie vom Reißbrett konzipiert er neue Strukturen, ohne zu schauen, was sich bewährt hat. Na super. Seit 14 Jahren arbeitet sie hier und soll sich nun in neue Abläufe einarbeiten, die sie nicht mitgestaltet hat. Herr Kamphoff, der Chef, scheint grünes Licht für die strukturellen Veränderungen gegeben zu haben, aber er hat noch nichts mit dem Team kommuniziert.

■ Ressourcen
Ihre Festanstellung bei „Kamphoff – Hoch- und Ingenieurbau" hat Sylvia Paul, 39, direkt nach dem Ende ihres Ingenieursstudiums angetreten. Von der konzeptionellen Beratung bis zur Bauüberwachung hat sie sich in die verschiedensten Ingenieurdienstleistungen reingefuchst. Sie kennt den Laden samt Inventar und Belegschaft in- und auswendig, ist engagiert, arbeitet schnell und zuverlässig. „Man hört sofort, wenn Du morgens ins Büro kommst," bemerkte kürzlich eine Kollegin, „dann freu ich mich immer, weil du gute Stimmung verbreitest!".
– Ihre Stimme ist klangvoll, laut.
– Der Klang ist tragfähig.

■ Auffälligkeiten
„Geliebt und gefürchtet" sei sie im Team. Wenn es Stress gibt und die Dinge nicht rund laufen, kann sie von „Null auf Hundert an die Decke" gehen. Inhaltlich sind die von ihr benannten Kritikpunkte meist berechtigt und letztlich produktiv. „Aber dieses Kämpfen für meine Ideen ist mir zu anstrengend. Ich müsste viel ruhiger sein, erst mal die anderen zu Wort kommen lassen, bevor ich mich so aufrege!" Die Stimme ist dann nicht frei, eher gedrückt und fest bis rau. Sie fühlt sich dann gestresst und angestrengt und will erst einmal Ruhe haben.
– Ihre eigentlich klangvolle Stimme wird fest und härter.
– Die Resonanz wird dumpfer.
– Sie berichtet von einem Engegefühl im Hals.
– Ihr Sprechtempo wird unrhythmisch.
– Die Sprechstimmlage wird unflexibel und monotoner.

■ 3+1© Skills: Themen
Sylvia Paul fühlt sich zurzeit unter Druck, da sie im Job keinen Rückzugsort in eigene vier Wände hat. Gerne würde sie mal ungestört und konzentriert arbeiten und ihre Ideen zu Ende denken. Die Unruhe und die anderen Teammitglieder gehen ihr daher auf die Nerven. Sie zeigt wenig Empathie für die Kollegen. Es gelingt ihr nicht, in Resonanz mit dem neuen Geschäftsführer zu gehen.

Bei Kleinigkeiten reagiert sie aggressiv, zu oft und zu schnell für ihr Empfinden. Sie wünscht sich mehr Zeit für konstruktive Teamarbeit, ist aber wenig offen für die Vorschläge der anderen und lässt sich schwer auf Kompromisse ein.

In ◘ Tab. 5.1 finden Sie Ziele und Übungen für Sylvia Paul

5

◘ Tab. 5.1   Ziele und Übungen für Sylvia Paul

Ziele für die Stimme	Übungen
- In Resonanz gehen	- Luftballonübung ▶ Abschn. 5.5
- Zuhören lernen	- In Klangkontakt mit dem Gegenüber gehen ▶ Abschn. 5.5
- Die eigene Kraft dosiert abgeben	- Crescendo ▶ Abschn. 3.1.2
- Empfangende Haltung, den anderen erst einmal kommen lassen - Unterdruck aktivieren	- Sog ▶ Abschn. 3.2.1
- Zeit lassen und nicht gleich in Aktion treten	- Sprechpausen etablieren ▶ Kap. 6
- Modulation der Stimme fördern	- Glissando ▶ Abschn. 3.1.3

5.8   Empathiescreening

Empathiescreening

Im Screening in ◘ Tab. 5.2 haben wir Aussagen formuliert, mit denen Sie das Thema Empathie im Job für sich einkreisen können (siehe auch in den Online-Materialien unter ▶ http://extras. springer.com/2019/978-3-662-58160-5). Bitte lesen Sie die Aussagen und kreuzen Sie an: Bestimmen Sie, in welchem Maße die jeweilige Aussage für Sie zutrifft von

— 1: Trifft gar nicht zu bis
— 6: Trifft voll zu

◘ Tab. 5.2   Empathiescreening

Meine Stimme klingt für andere angenehm.	1	2	3	4	5	6
Ich höre gut zu, um die Argumente der anderen zu verstehen.	1	2	3	4	5	6
Ich passe mich bewusst der Stimmgebung meiner Gesprächspartner an.	1	2	3	4	5	6
Ich übernehme die Intonation meiner Gesprächspartner.	1	2	3	4	5	6
Ich setze bewusst Pausen ein, um Kontakt zum Gegenüber aufzunehmen.	1	2	3	4	5	6
Ich bekomme häufig positive Rückmeldungen zu meiner Stimme.	1	2	3	4	5	6
In direkten Gesprächen werde ich gut verstanden und nie gebeten zu wiederholen, was ich gesagt habe.	1	2	3	4	5	6
Meine Stimme hilft mir, mit anderen in Kontakt zu treten, Kontakte zu pflegen.	1	2	3	4	5	6
Punkte insgesamt						
Durchschnittswert (÷8) 1–2 geringer, 3–4 mittlerer, 5–6 hoher Empathiewert						

5.9 Zusammenfassung

Empathie ist unser schwingendes Skill für die Stimme im Job, wie die Grafik in ☐ Abb. 5.3. illustrieren soll. Hier fassen wir die wichtigsten Aspekte noch einmal zusammen.

Empathie ...

- ist für das menschliche Zusammenleben unabdingbar. Weil Menschen sich gegenseitig wahrnehmen und einfühlsam sind, können sie erfolgreich miteinander kommunizieren.
- setzt Selbstbewusstsein voraus. Nur in klar empfundener Abgrenzung kann sich der Mensch voll und ganz in den anderen einfühlen, ohne Angst vor Selbstverlust haben zu müssen.
- entsteht aus einem Affekt heraus und kann mit Hilfe der Kognition spezifisch gestaltet werden.
- wird, bewusst und professionell eingesetzt, zur Kommunikationsstrategie, die stets die gesellschaftliche Aktivität und Teilhabe berücksichtigt.
- ist abhängig von verschiedenen Größen wie Vertrauen, Sympathie und Verständnis zum Gegenüber und kann, wenn nötig, auch blockiert werden.

Die Stimme als unmittelbar präsentes Sensorium und Kommunikationsmedium lässt sich unbewusst von anderen Stimmen beeinflussen. Dieses Phänomen stimmlicher Empathie

- sorgt dafür, dass die Stimme flexibel einsetzbar ist
- fördert die stimmliche Resonanz
- und dadurch die Tragfähigkeit der Stimme im Raum
- verbessert und gestaltet den Kontakt zum Gegenüber

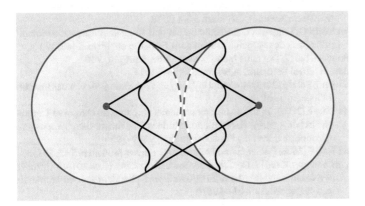

☐ **Abb. 5.3**   Empathie – das schwingende Skill für einen guten Kontakt im Job

- ▪ **Das Wichtigste in Kürze: Kommunikative Anlässe der Empathie**
- ▬ Kommunizieren
- ▬ Zuhören
- ▬ Zusammenleben
- ▬ Wahrnehmen
- ▬ Einfühlen

- ▪▪ **Wirkung für die Stimme**
- ▬ Resonanz
- ▬ Tragfähigkeit
- ▬ Flexibilität

5

Literatur

Zitierte Literatur

Bartens W (2017) Empathie. Weshalb einfühlsame Menschen gesund und glücklich sind. Knaur, München, S 15, 14, 163, 165

Bauer J (2016) Warum ich fühle, was du fühlst. Hoffmann und Campe, Hamburg, S 22 f, 27

Breithaupt F (2017) Die dunklen Seiten der Empathie. Suhrkamp, Frankfurt, S 22

Grape C (2003) Does singing promote well-being? An empirical study of professional and amateur singers during a singing lesson. Integr Physiol Behav Sci 38(1):65–74

Jüngling T (2015) Diese Stimmanalyse entlarvt all unsere Geheimnisse. Welt 06.03.2015. ► https://www.welt.de/wissenschaft/article138138577/Diese-Stimmanalyseentlarvt-all-unsere-Geheimnisse.html. Zugegriffen am 03.09.2018

Nollmeyer O (2011) Der Klang in der Stimmarbeit. Forum Logopädie 4(25):6–11, 11

Rifkin J (2010) Die empathische Zivilisation. Wege zu einem globalen Bewusstsein. Campus, Frankfurt, S 5, 112, 12

Rizzolatti G, Sinigaglia C (2008) Empathie und Spiegelneurone – die biologische Basis des Mitgefühls. Suhrkamp, Frankfurt am Main, S 163, 190

Rogers C (2017) Der neue Mensch. Klett-Cotta, Stuttgart, S 68

Rosa H (2016) Resonanz. Suhrkamp, Berlin, S 111 f

Singer T, Bolz M (2013) Mitgefühl in Alltag und Forschung. Max Planck Institut, München, S 295

de Waal F (2003) On the possibility of animal empathy. In: Manstead T, Frijda N, Fischer A (Hrsg) Feelings and emotions: The Amsterdam Symposium. Cambridge University Press, Cambridge, S 379–399

de Waal F (2008) Primaten und Philosophen. Hanser, München, S 45, 56 f., 59

Wüstenhagen C (2013) Der Klang der Seele. Zeit online 13.08.2013. ► https://www.zeit.de/zeit-wissen/2013/05/stimme-charakter-launen-krankheiten. Zugegriffen am 25.05.2018

Zollinger B (1991) Spracherwerbsstörungen. Haupt, Bern

Weiterführende Literatur

Arndt S, Echternach M, Richter B, Zander MF (2009) Stimmdiagnostik bei professionellen Sängerinnen – Anwendung des Protokolls der Europäischen Laryngologischen Gesellschaft (ELS). HNO 57:266–272

Bigenzahn W, Schneider B (2007) Stimmdiagnostik. Springer, Wien

Literatur

Breithaupt F (2017) Kulturen der Empathie, 5. Aufl. Suhrkamp, Frankfurt, S 116

Ciaramicoli AP (2001) Der Empathie Faktor. Deutscher Taschenbuch Verlag, München

Dziobek I (2009) Empathie bei Menschen mit Autismus. Max-Planck-Institut für Bildungsforschung, Berlin, Jahrbuch 2008/2009

Habermann G (1986) Stimme und Sprache. Thieme, Stuttgart

Laukkanen A-M, Mickelson NP, Laitala M, Syrjä T, Salo A, Sihvo M (2004) Effects of HearFones on speaking and singing voice quality. J Voice 4(18):475–487

Ornstein A, Ornstein P (2001) Empathie und therapeutischer Dialog. Psychosozial-Verlag, Gießen

Rohmert G (1992) Der Sänger auf dem Weg zum Klang. Schmidt, Köln

Rohmert F (1993a) Hörübungen – Einführung in die Sängerformanten. In: Rohmert W (Hrsg) Beiträge zum 3 Kolloquium Praktische Musikphysiologie. Dokumentation Arbeitswissenschaft, Bd 35. Schmidt, Köln, S 245

Rohmert G (1993b) Die Integration des Mittelohrs im Ansatzrohr-Resonanzsystem. In: Rohmert W (Hrsg) Beiträge zum 3. Kolloquium Praktische Musikphysiologie. Dokumentation Arbeitswissenschaft, Bd 35. Schmidt, Köln, S 8–17

Rohmert G, Landzettel M (2008) Wege zur Resonanz. Musikther Umschau 29:267–277

Seidner W, Wendler J (1997) Die Sängerstimme. Henschel, Berlin

Singer T, Ricard M (2015) Mitgefühl in der Wirtschaft. Knaus, München

Stolze H (1999) Klangkontakt und Konsonanz. Konzepte eines Stimmtrainings. Sprache Stimme Gehör 23:89

Tausch A-M, Tausch R (1990) Gesprächspsychotherapie. Hilfreiche Gruppen- und Einzelgespräche in Psychotherapie und alltäglichem Leben. Verlag für Psychologie, Hogrefe, Göttingen

de Waal F (2011) Das Prinzip Empathie. Was wir von der Natur für eine bessere Gesellschaft lernen können. Hanser, München, S 74

3+1© Skills: Integrität

6.1   Einstieg – 96

6.2   Integrität – Vielseitigkeit ist ihre Stärke – 97

6.3   Integrität und Stimme – 102

6.4   Integrität: Praxis – 111

6.5   Integritätsscreening – 113

6.6   Ingredienzien der Integrität – 113

Literatur – 115

Elektronisches Zusatzmaterial Die Online-Version dieses Kapitels (https://doi.org/10.1007/978-3-662-58161-2_6) enthält Zusatzmaterial, das für autorisierte Nutzer zugänglich ist.

„Integrität ist einer unserer vier Unternehmenswerte und bildet das Fundament für unsere Geschäftstätigkeit." (Daimler Benz)

6.1 Einstieg

Beispiel

Sie sind auf einem Empfang und um Sie herum tobt der Bär. Es ist laut, es wird gesprochen, gelacht. Musik im Hintergrund. Sie stehen inmitten von vielen, vor allem aber neben einem sehr interessanten Menschen, mit dem Sie sich gerne unterhalten möchten.

Sie sitzen in einem Meeting. Gleich kommt Ihr Anliegen an die Reihe. Es geht um eine Neuinvestition, die Ihnen sehr am Herzen liegt und zu der Sie ein kurzes, aber knackiges Statement abgeben sollen. Sie sind aufgeregt, Ihr Puls beginnt zu schlagen.

Ein Projekt, das in Ihrem Verantwortungsbereich liegt, droht gegen die Wand zu fahren. Gleich haben Sie eine Telko mit Ihren Vorgesetzten, in der Sie sich rechtfertigen müssen und Verbesserungsvorschläge präsentieren sollen.

Ein Mitarbeiter, den Sie nicht sonderlich schätzen, kommt unvermittelt zu Ihnen ins Büro, um zu quatschen. Dafür haben Sie nun gerade keinen Kopf, weil Sie an einem verzwickten Problem arbeiten und sich konzentrieren müssen. Gleich werden Sie ihm sagen müssen, dass Sie keine Zeit haben.

Kurz aus der Situation rausgehen und die Sachlage von außen betrachten

Was haben diese Situationen gemeinsam? Es sind nicht unbedingt spektakuläre Begebenheiten, eher Alltagsgeschäft. Wir verharren kurz in einer Warteschleife, weil wir in einem der nächsten Augenblicke etwas sagen werden, sollten: „So! Gleich bin ich dran. Gleich lege ich los!" Eine leichte Aufregung strömt durch die Blutbahnen – Adrenalin. Es geht um was, vielleicht etwas Wichtiges, aber es ist nicht hundertprozentig sicher, was passieren wird. „Ich kann etwas rumreißen." „Wenn ich es gut anstelle, kann ich nun was mitgestalten, bewirken, einen Fußabdruck, eine Duftmarke hinterlassen." Was hilft uns, in diesen Situationen mit uns im „Einklang" zu sein und dadurch unmittelbar zu überzeugen? Was gibt unserer Stimme die Sicherheit und Kraft, die wir dann brauchen? Es ist etwas in uns, das uns Selbstvertrauen und Sicherheit gibt, etwas, auf das wir uns verlassen können, wie eine Kompassnadel im Innern, die immer nach Norden zeigt.

Wir grenzen uns einen Moment ab, gehen auf Abstand, indem wir tief durchatmen, die Augen schließen. Wir lassen uns Zeit, damit sich unsere Kompassnadel einpendelt. „Das wird schon, ich werde schon das Richtige tun."

Diese innere Einstellung zu uns nennen wir Integrität (⬛ Abb. 6.1). Sie ist der sprichwörtliche Pflock im kommunikativen Getriebe, der uns und unserer Stimme im Job Halt geben kann – Tag für Tag. Nach der Empathie ist sie das zweite der 3+1 Skills.

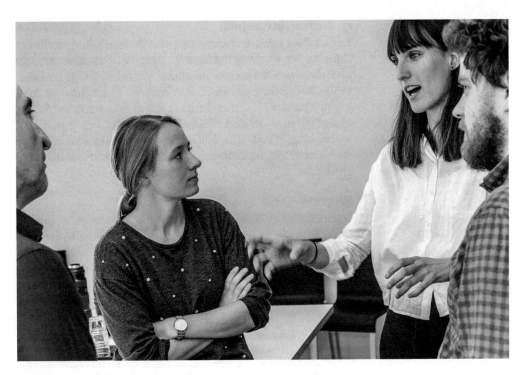

◘ Abb. 6.1   Stimmliche Integrität im Job

6.2 Integrität – Vielseitigkeit ist ihre Stärke

Nicht nur Daimler (2018) verwendet diesen schillernden Ausdruck, um für die Qualität seiner Marke zu werben. In unterschiedlichsten Kontexten gesellschaftlichen Lebens wird er verwendet: Ein PC kann in seiner Integrität angezweifelt werden, wenn er beschädigte Daten hat. Körperliche Integrität meint die körperliche Unverletzbarkeit und Unversehrtheit von Lebewesen. Das Völkerrecht verteidigt die territoriale Integrität von Staatsgrenzen. Als ethisches Prinzip wird sie herbeizitiert, um das Verhalten eines Menschen zu beschreiben.

> Integrität ist Thema – in den verschiedensten Bereichen menschlichen Lebens

In Grundgesetz und Menschenrechtskonventionen wird immer dann von der Würde des Menschen gesprochen, wenn die Verantwortung des Staates gefragt ist. Integrität dagegen bezieht auch die Eigenverantwortung des Menschen für sich und sein Handeln mit ein. Wenn im Grundgesetz für die Bundesrepublik Deutschland, Art. 2, die freie Entfaltung der Persönlichkeit als grundlegendes Recht beschrieben wird, so wird dies explizit durch die Rechte anderer und den gesetzlichen Rahmen der Gemeinschaft beschränkt. Gesellschaftliche Integrität gestaltet sich demnach als fortwährende Gratwanderung zwischen Recht und Pflicht.

> Gratwanderung zwischen Recht und Pflicht

6

■ **Freiheit für Integrität**

Eng an diese Gratwanderung sind die Chancen geknüpft, die der Einzelne für die freie Entfaltung seiner Persönlichkeit braucht und die eine Gesellschaft möglichst gleichberechtigt bereitzustellen hat. „Nicht alle Menschen besitzen gleichermaßen Integrität, aber alle Menschen besitzen das gleiche Recht auf Schutz eines Freiraums, in dem allein sich ein integres Leben zu entfalten vermag." (Pollmann 2005). Die Umweltfaktoren, in denen ein Mensch lebt, beeinflussen die Art und Weise seiner Integrität erheblich.

Beispiel

Wenn ein Mensch nicht in die Gesellschaft, in der er lebt, integriert wird, fällt es ihm schwerer, deren gesellschaftlichen Normen gegenüber integer zu sein. Um seine individuelle Integrität zu wahren, entwickelt er eigene Wertvorstellungen, die nicht unbedingt konform sind mit denen der Gesellschaft, die ihn ausgeschlossen hat. Beispiele finden sich in allen Gesellschaftsformen, sei es im Sozialismus der ehemaligen DDR, aber auch im knallharten Kapitalismus unserer westlichen Welt. Auch gesellschaftliche Randgruppen sind häufig dazu gezwungen, Subkulturen zu bilden, um ihre Integrität zu wahren. Ändern sich gesellschaftliche Normen oder, wie im Grundgesetz aufgeführt, die Sittengesetze maßgeblich, dann liegt es in der individuellen Verantwortung eines jeden Bürgers, seinen Integritätskompass neu auszurichten.

■ **Integritätsstörung**

Die Psychologie, vornehmlich deren humanistische Ansätze, „sind gekennzeichnet durch das besondere Interesse an der **Integrität der individuellen Persönlichkeit**" (Zimbardo 1988). Integrität ist demnach wichtiger Bestandteil einer selbstbewussten und positiven Persönlichkeitsentwicklung. So untersucht ein Psychologe bei seinem Klienten mit einer Integritätsstörung, welche der Bedingungen zu dieser geführt haben könnten. Des Weiteren bietet er Unterstützung bei der Wiederherstellung der Integrität an.

■ **Unternehmensethik**

Skill der Unternehmensethik

Ein Zweig der Betriebswirtschaftslehre, die Unternehmensethik, propagiert zunehmend, wie wichtig Soft Skills für eine gute Atmosphäre, offene Kommunikation oder Deeskalation im Team sind. Integrität wird als Schlagwort dafür verwendet, Engagement und Motivation des Mitarbeiters in einem Unternehmen zu beschreiben oder gar zu fördern. Sie ist die Basis für Compliance, im Sinne von Regeltreue und Zuverlässigkeit dem Unternehmen gegenüber.

Compliance kann von einem Mitarbeiter nur nachhaltig erwartet werden, wenn es im gesamten Unternehmen eine Atmosphäre der Glaubhaftigkeit gegenüber den erwarteten Regeln und Leistungen gibt. Wichtige Voraussetzung dafür ist, dass diese Erwartungen nicht top-down an die Mitarbeiter gestellt werden, sondern von den Führungskräften vorgelebt werden. Ehrliche Compliance ist für einen Mitarbeiter dann möglich, wenn er eine innerlich überzeugte Integrität dem Unternehmen und den Führungskräften gegenüber entwickelt hat, wenn die Werte des Unternehmens zu seinen eigenen geworden sind. Dieser Entwicklungsprozess erfolgt auf ganz natürliche Weise im Zuge positiver Erfolgserlebnisse bei der täglichen Arbeit.

Voraussetzung für diesen Prozess ist die Bereitschaft des Unternehmens, das Thema Compliance auf die Agenda zu setzen und grundlegende Verhaltensregeln zu formulieren, „als Bezugsrahmen, in dem die Compliance-Kultur mit der Zeit entstehen kann. Ein Aspekt ist dabei besonders wichtig: der so genannte Tone from the Top, also das klare Bekenntnis der Unternehmensführung zu Integrität, Regeltreue" (Heißner 2014). Ohne das Schlagwort „Tone from the Top" überstrapazieren zu wollen – aber wenn es um die Stimme geht, können wir diese Vorlage nicht ungenutzt lassen: Integrität ist ein wichtiges Skill für jede Führungskraft. Und dies zeigt sich im Ton! Wenn der Ton der Stimme des Chefs überzeugt und Zuverlässigkeit ausstrahlt, fällt es den Mitarbeitern leicht, sich im Job zu engagieren.

Integrität als Basis für Compliance

■ **Treu zu sich**

Integrität wird oft gleichgesetzt mit Treue zu sich selbst. Es entsteht ein „Einklang mit den je eigenen Werten und Idealen, der uns solche ,unbedingten Verpflichtungen' gegenüber uns selbst erkennen lässt. Würden wir diese Grundüberzeugungen mutwillig korrumpieren, wären wir nicht länger das, was wir zu sein wünschen" (Pollmann 2005). Unsere Integrität ist sozusagen der Rahmen, der unsere vielseitigen Persönlichkeitsmerkmale zusammenfasst. Dadurch wird die Präsentation eines klaren und überzeugenden Bildes, Selbstbildes möglich.

Die Integrität des Menschen ist gewahrt, wenn sein tatsächlich sichtbares Verhalten mit den vom ihm öffentlich postulierten Werten übereinstimmt. Dies beinhaltet auch Eigenschaften wie Unbestechlichkeit und Zuverlässigkeit.

6

Integrität

Der Begriff Integrität lässt sich weit fassen. In verschiedensten Kontexten verwenden wir ihn und immer hat er mit Unversehrtheit, Unverletztheit, Unbeschädigtsein zu tun. Der Mensch besitzt Integrität, wenn er sich selbst treu ist, wenn er in sich **stimmig** ist.

Die Außenwelt sollte die Integrität des Menschen nicht verletzen, dem Menschen die Freiheit lassen, sich zu zeigen, wie er ist. Andererseits aber liegt es in der Verantwortung des Einzelnen, sich der Welt in seiner Einzigartigkeit zu zeigen, nicht alles mitzumachen, weil es erwartet wird, wenn nötig Erwartungen zu enttäuschen und – im Sinne des Civil Disobedience (Thoreau 1973) – Grenzen zu zeigen!

„Integrität", kommt aus dem lateinischen „integer, unversehrt, unberührt, unbefangen, unbescholten, das zu lat. tangere ‚berühren' gebildet ist" (Kluge 2002).

▪ Stimmig trotz Ecken und Kanten

Einzigartige Narrationen versus Perfektionismus

Integrität hat nichts mit Perfektion, Pokerface oder Scheuklappenblick zu tun. Vielmehr bedeutet es, dass ich, mit all meinen Schwächen und Besonderheiten, offen mir gegenüber und auch gegenüber der Umwelt bin. Auch Widersprüche, Sprünge in der Biografie, Scheitern sind auf keinen Fall Zeichen fehlender Integrität. Ganz im Gegenteil. Sie erzählen die einzigartige Geschichte eines Lebens, in dem wichtige Erkenntnisse „auf dem Wege autobionarrativer Selbstreflexion gewonnen und angesichts von unvermeidlichen Konfusionen im Leben ständig reintegriert werden" (Pollmann 2005) müssen. Und dies macht die Persönlichkeit aus.

Ein Mensch, der konsequent nach streng definierten Normen lebt, schwebt vielmehr in Gefahr, seine persönliche Integrität zu verlieren, weil er nicht frei und flexibel Gestalter seiner aktuellen Lebenslage ist. Er folgt zwar treu einem Regelsystem, übersieht aber aktuellen Veränderungsbedarf oder Chancen auf Weiterentwicklung.

„Das Selbstbild einer Person muss erstens in ihren Äußerungen, zweitens in ihren Handlungen und drittes auch in ihrem sonstigen Verhalten zum Ausdruck kommen" (Pollmann 2005). Zu diesem sonstigen Verhalten zählen Mimik, Gestik, Statussymbole und, was für unser Thema der Präsentation des Eigenen im Job wichtig ist – Kleidung! (► Abschn. 11.3). Integrität bedeutet auch, sich in seiner Haut, seinem äußeren Selbstbild wohl zu fühlen.

Wenn wir also vor dem nächsten wichtigen Termin wieder einmal verzweifelt vor dem offenen Kleiderschrank stehen, sollten wir dies nicht als Unsicherheit oder Eitelkeit abtun, sondern liebevoll als Ringen um ein situationsangemessenes Selbstbild goutieren!

■ Grenzen der Integrität

Im Zusammenhang mit Burn-out-Erkrankungen wird heute viel von Grenzen gesprochen und wie notwendig es ist, achtsam zu sein, sich nicht zu überfordern, sich rechtzeitig abzugrenzen, um eben nicht ausgebrannt zu werden.

Der Begriff **Grenze** ist eigentlich ungenau: Aus heutiger Sicht ist sie eine klare Trennlinie zwischen zwei Territorien. Geht es um Staatsgrenzen, wird sie sogar mit Waffengewalt verteidigt. Im 13. Jahrhundert, „wurde ‚Grenze' noch als ‚Gebiet' oder ‚Grenzland' bezeichnet, ja sogar als ‚Gesamteigentum einer Gemeinde an Grund und Boden'. Grenze muß also nicht im Sinne einer scharfen Trennlinie verstanden werden, sondern sie ist auch überlappendes Territorium, das jedem nur zugänglich ist, solange es gleichzeitig auch einem anderen offen steht; oder ihm zumindest einmal offen stand" (Depner 2000).

Grenzen sind eigentlich Grenzgebiete

Übertragen wir diesen territorialen Grenzbegriff nun auf den zwischenmenschlichen Bereich: „Ichgrenzen sind in Wirklichkeit nicht nur die Scheidelinien zwischen dem ‚Entweder-Ich' und dem ‚Oder-Du', sondern der gemeinsame Nenner des ‚Sowohl-ich-als-auch-Du'. Ohne das Du fehlt dem Ich seine Grenze und ohne Grenze verfehlt das Ich seine klare Kontur" (Depner 2000). Die Grenze zwischen Individuum und Außenwelt ist nicht klar zu bestimmen und erst recht keine klare Trennlinie. Sie ist der Raum, in dem Begegnung zwischen der Person und der Außenwelt, sei es ein anderer Mensch oder eine Gruppe, stattfindet.

„Die Grenzen sind fließend", sagt der Volksmund und so ist es wohl auch. In diesem Grenzraum nehme ich den anderen über meine Sinne wahr: Wenn ich ihm begegnen möchte, aber auch wenn ich meine Ruhe haben möchte. Ich sehe ihn, rieche ihn, höre seine Stimme.

„Ich habe jetzt gerade keine Zeit, können wir das bitte später besprechen?", „Oh, das scheint ein größeres Thema zu sein. Können wir bitte einen Termin vereinbaren, damit wir es in Ruhe besprechen können?", „Es tut mir leid, das liegt nicht in meinem Zuständigkeitsbereich. Wenden Sie sich dafür bitte an die und die …!" – alles wunderbare Sätze, die Möglichkeiten darstellen, Grenzen zu ziehen. Gut und wichtig. Aber zu spät, denn ich bin bereits gestört worden. Diese Grenzziehung war ein Kraftaufwand, der mich aus der Konzentration herausgerissen und mich in meiner Integrität irritiert hat. Ich muss mich erst einmal wieder sammeln. Der andere ist bereits in meinen Grenzraum eingedrungen.

> **Grenzkontrolle**
> ━ Wann bin ich im Job das letzte Mal gestört worden?
> ━ Wodurch bin ich gestört worden: durch Störgeräusche, Überforderung, andere Menschen, zu viel Arbeitspensum?
> ━ Konnte ich klare Grenzen ziehen?
> ━ Wie habe ich das gemacht?
> ━ Wie hat mein Gegenüber reagiert?
> ━ Sollte ich das öfter machen?

Die Stimme hält sich nicht an räumliche Grenzziehungen

Wir leben mit anderen, die Pforten sind immer ein wenig auf und wir müssen uns damit arrangieren, dass wir als lebende Organismen im Austausch mit der Welt sein müssen. Wir sind keine fensterlosen Monaden und genau genommen sind wir nur zu dem geworden, was wir sind, durch die Kontakte mit anderen, die uns beeinflusst haben. Jede Grenzziehung ist ein aktiver Vollzug. Mal energisch, mal subtil.

❯ **Wahrung der Integrität bedeutet eine fortwährende Grenzziehung gegenüber störenden Einflüssen.**

6.3   Integrität und Stimme

Integrität und Stimme im Job ist vor allem in zwei Punkten relevant:
1. Wir werden im Job von (lauten) Stimmen gestört. Das kann so weit gehen, dass wir in unserer Leistungsfähigkeit massiv eingeschränkt werden.
2. Auf Verletzungen unserer Integrität, die von außen auf uns einprasseln, kann unsere Stimme mit Missempfindungen und Qualitätsverlust reagieren.

Für Infos zum ersten Punkt lesen Sie auch in ▶ Kap. 10. Wir können uns lauten Stimmen kaum entziehen. Der Schall einer Stimme geht über jede Grenzlinie hinweg.

❯❯ Vor allem beim Telefonieren. Es fällt dann schon auf, dass die meisten lauter sprechen als sie eigentlich müssten. (Aus dem Interview mit C. W.)

Wenn laut gesprochen wird, hören wir es durch Wände hindurch und werden von unserer Arbeit abgelenkt.

▪ Stimme als Botschafter aus dem Inneren
Der zweite oben genannte Punkt führt uns mitten hinein das Thema der Stimme als analoges Ausdrucksmittel (▶ Abschn. 8.7). Ohne dass es uns oder dem Gegenüber bewusst ist und unabhängig vom

Inhalt wirkt unsere Rede auf die Zuhörer durch die Präsenz unserer Stimme überzeugend oder nicht. Ihre Qualität ist eine wichtige Messlatte dafür, ob wir tatsächlich „stimmig" sind. Das klingt plausibel, haben wir schon öfter mal irgendwo gelesen und gehört. Aber was heißt das genau? Diesen Zusammenhang nennen wir stimmliche Integrität und wollen nun untersuchen, ob und wie wir diese erkennen und sichern können.

■ Beeinflussbares Organ

Viele kennen dieses Phänomen, wenn sie merken, dass sie plötzlich wie ihre eigene Mutter oder ein enger Bekannter klingen. Freunde hören beim anderen den Einfluss eines neuen Lebenspartners. Der Hamburger übernimmt, nachdem er nach München gezogen ist, die bayrische Vokalfärbung. Ständig nimmt der Stimmklang Impulse von anderen Stimmen auf.

Für diese Beeinflussungen sind zum Großteil die bereits genannten Spiegelneuronen (► Kap. 5) verantwortlich. Wir können auch von einem Resultat sozialer Anpassung sprechen. Im Kontakt mit einem anderen Sprecher hören wir dessen Stimme, stellen uns auf diesen ein oder versuchen mitzuhalten. So kommt es vor, dass eine Unterhaltung zunehmend lauter wird, wenn einer der Beteiligten ein lautes Organ hat.

In der Stimmentwicklung bilden wir unsere Stimme vor allem durch Nachahmung aus. Wenn also Töchter wie ihre Mütter klingen, so ist die körperlich-genetisch programmierte Konstitution weniger daran beteiligt als die Nachahmung. Vor allem Stimmvorbilder tragen zur Stimmentwicklung bei. Positiv daran ist: die Stimme ist sehr flexibel. Sie kann sich auf die jeweilige Situation einstellen. Negativ ist die unbewusste Machtübernahme: schneller als wir denken können, passiert es, dass wir stimmlich auf Einflüsse reagieren, die wir gar nicht wollen.

> Der Stimmklang ist offen für Einflüsse aller Art

■ Cocktailpartyeffekt

Ein negativer Einfluss von außen auf unsere Stimme ist der sogenannte „Cocktailpartyeffekt": Wir sprechen und im Hintergrund läuft Musik, Stimmengewirr, Produktionslärm. Oder wir sitzen im Auto, sprechen, telefonieren und der Motor rauscht. Für eine längere Zeit sprechen wir über ein Hintergrundgeräusch hinweg und auf Dauer wird es anstrengend. Unbewusst machen wir genau das Falsche: anstatt stur weiter in unserer gewohnten Kraft zu sprechen, ziehen wir unsere Stimme an: Sie wird höher, enger, gepresster, gedrückter … Peu à peu verlässt sie ihre Komfortzone – die stimmliche Integrität geht verloren. Um dies wieder rückgängig zu machen, bestenfalls sogar zu vermeiden, gibt es nur eine Möglichkeit: sich aus dem Trubel herauszuziehen, um wieder in Kontakt zur eigentlich gewohnten Stimmkraft zu kommen.

6

Druck und Schieben trägt
die Stimme nicht durch den
Raum!

Aus dem Gefühl von
Unterdruck und Leichtigkeit
entstehen Lautheit und
Tragfähigkeit

■ **Stimme im großen Raum**

Gerade in größeren Räumen oder bei erhöhtem Geräuschpegel liegt der Impuls nahe, die Stimme weit in den Raum zu senden. Bis in die letzte Reihe, über die Menge hinweg, durch den Geräuschpegel hindurch. Das ist insofern sinnvoll, als mir diese innere Haltung, diese Klangvorstellung wahrscheinlich eine bestimmte körperliche Grundhaltung ermöglicht. Ich richte mich auf, fixiere meinen Blick, nehme es in die Hand. So weit, so gut. Nur führt diese Haltung aus stimmphysiologischer Sicht zu Komplikationen und einem unbefriedigenden stimmlichen Ergebnis: je mehr ich den stimmlichen Fokus nach außen verlege, desto mehr passen sich die Druckverhältnisse im Mund, Rachen, im Rumpf und vor allem im Kehlkopf an. Oder anders formuliert: Wir schieben die Stimme hinaus, verlieren den Unterdruck und dadurch den Kontakt zu unserer Stimmkraft. Die gewünschte und vielleicht kurzfristig erzielte Durchsetzungskraft geht verloren. Beim Zuhörer kommt zunehmend eine enge, gedrückte und anstrengend wirkende Stimme an.

Hilfreich in diesen Situationen wie auch beim Cocktailpartyeffekt ist die Reaktivierung des Unterdrucks. Die Sogübung und der Trichter (▶ Kap. 3), aber auch der Stimmforscher „Klangrinne" helfen, wieder in Kontakt mit der eigenen Stimmkraft zu treten und die Tragfähigkeit im Raum zu gewährleisten.

Stimmforscher
Die Klangrinne
Tönen Sie unser bekanntes „Oooo-Aaaa-Oooo" in einer für Sie angenehmen mittleren Tonlage. Formen Sie aus Ihren beiden Händen eine Rinne, die Sie zwischen Ohrmuschel und Mund halten. Tönen Sie nun einfach weiter. Kann der Klang Ihrer Stimme wie Regenwasser über die Rinne vom Mund zum Ohr fließen?

Was nehmen Sie wahr? Spüren Sie, wie die Stimme verstärkt wird und lauter an Ihr Ohr dringt?

Lassen Sie sich Zeit, die richtige Position für diese akustische Verstärkung zu finden.

Kann sich nun auch die Laufrichtung ändern? Kann das Wasser auch vom Ohr zum Mund fließen? Was ändert sich dadurch?

Lassen Sie sich Zeit, diesen Effekt eine Weile wirken zu lassen.

Ihre Ohrmuschel kann ganz warm werden. Das passiert, weil das Hören von außen durch das Ohr intensiviert wird. Wenn Ihre Stimme dünn oder angestrengt ist, zum Beispiel durch den oben beschriebenen Cocktailpartyeffekt, kann die Verstärkung des äußeren Hörens die Stimme entlasten. Das Hören der eigenen Kraft wirkt erholsam auf die Stimme. Sie kann sozusagen resettet werden! Unnötige Anspannungen lösen sich. Die Stimmgebung scheint wie von allein zu gehen.

■ Pause

Spannendes Thema für verschiedenste Gesprächssituationen ist die Pause – genauer, die Sprechpause inmitten eines Satzes. Sie gehört mit zur Stimmgebung und ist Teil des Ablaufs, hat aber eine eher übergeordnete Stellung: Sie schwebt als Gestaltungsmöglichkeit über jeder Kommunikation, allzeit bereit, eingesetzt zu werden.

Eine Sprechpause kann effektives Mittel sein, die Integrität in einem Gespräch zu sichern, zum Beispiel um die Eskalation eines Konfliktgesprächs zu unterbrechen, die Zügel wieder in die Hand zu nehmen und um Kontakt mit dem Gegenüber oder mit sich selbst aufzunehmen.

Pausen sind effektives Mittel, in Debatten Kontakt aufzunehmen – mit mir und dem anderen

Eine Pause beim Sprechen ist nicht Schweigen, sondern wichtiger Teil der Kommunikation. Als Unterbrechung des Redeflusses hat sie einen erheblichen Einfluss auf den Dialog. Sie ist nicht inhaltlich, sondern rhythmisch relevant: Sie erhöht die Spannung, fokussiert und bringt Ruhe in eine hitzige Debatte – natürlich nur, wenn Sie die Pause gekonnt mitten im Satz platzieren, solange Sie noch am Zuge sind. Also achten Sie auf den richtigen Augenblick! Wenn Sie raus sind aus der Debatte, sind Sie raus, dann trifft die Pause ins Leere.

Viele Menschen haben Schwierigkeiten, diesen kurzen spannenden Augenblick auszuhalten. Es braucht ein wenig Mut, den Blickkontakt zu halten und ansonsten einfach nichts zu machen, innezuhalten und die Spannung des Augenblicks wirken zu lassen.

Im Sinne des „Weniger ist mehr", können Sie mit dem gezielten Einsatz einer Sprechpause erwirken, dass alle Ihnen intensiver zuhören. Unbedingt ausprobieren!

■■ Einteilung der Sprechpausen

- Spannungspausen, die die Erwartung auf die folgenden Äußerungen erhöhen sollen
- Stille Pausen, die atmungs- oder grammatikalisch bedingt sein können bzw. der Sprechplanung dienen
- Gefüllte Pausen (Äh!) (nach Kiese-Himmel 2016)

■■ Mal intuitiv ausprobieren

- Kann ich eine Pause beim Sprechen aushalten?
- Was ist eine angemessene Pausenlänge?
- Ist die Pause rhythmisch in den Vorgang eingebunden?
- Dient die Pause der Intensivierung des Kontakts zum Gegenüber?
- Wie reagiert das Gegenüber auf die Pause?

❯ **In der Pause nicht innerlich abschalten, die (stimmliche) Spannung halten – nur dann funktioniert der Pauseneffekt!**

❯ **Gesprächsfaden nicht abreißen lassen.**

6

■ **Umweltfaktoren**

Stimmliche Integrität ermöglicht uns, einen angemessenen stimmlichen Ausdruck in der jeweiligen Gesprächssituation zu finden. Wenn ich einen Nagel aus der Wand ziehen muss, sollte ich eine Zange und keinen Schraubenzieher zur Hand nehmen. Genauso kann ich meine Stimme wie ein Werkzeug einsetzen: in einem Zweiergespräch eher leise, empathisch, beim Vortrag kraftvoll tragfähig oder im Konfliktgespräch energetisch. ❏ Tab. 6.1 soll Ihnen einen ersten Eindruck darüber verschaffen, welche dieser sogenannten Umweltfaktoren für Sie im Job relevant sind (siehe auch in den Online-Materialien unter ▶ http://extras.springer.com/2019/978-3-662-58160-5). Schauen Sie mal, in wie vielen verschiedenen Situationen ihre Stimme einsatzbereit ist!

Umweltcheck
 — Welche Räume sind für die Qualität meiner Stimme am besten?
 — Kommuniziere ich lieber per Medium oder Face-to-Face?
 — Kann ich mehr Situationen einrichten, die für meine Stimme angenehm sind?

■ **Meine Stimme berührt mich**

Die Schallwellen meiner eigenen Stimme haben rückwirkenden Einfluss auf mich und meine Stimmgebung. Dieses akustische Phänomen nennt man resonatorische Rückkopplungen (Glossar). Nur zu einem gewissen Teil gelangt der Stimmklang in den Außenraum, ein anderer Teil geht zurück auf die Stimmlippenebene. Es kann zu negativen Rückkopplungen kommen. Stimmpatienten klagen oft über Missempfindungen, wenn die Stimme rau und kratzig ist. Diese Geräuschanteile entstehen durch Schwingungsunregelmäßigkeiten der Stimmlippen, die innerhalb des selbstregulierten Ablaufs nur schwer zu beeinflussen sind. Gelingt es während der Stimmarbeit, einen guten kraftvollen Stimmklang zu etablieren, so schildern dieselben Patienten plötzlich Gefühle von Leichtigkeit und Weite. Die Stimme beginnt sich zu entwickeln und hinterlässt eine entspannende Wirkung.

Die rückwirkende Selbstberührung mit unserer Stimme ist Bestandteil stimmlicher Integrität. Unsere Stimme ist Teil von uns. Auch wenn sie gefühlt sofort im Außenraum verklingt, so ist sie durch diese Rückkopplungen doch eng mit unserem Inneren verbunden. Dieser Zusammenhang fällt uns erst auf, wenn die Stimme durch Missempfindungen stört.

◘ **Tab. 6.1**   Umweltfaktoren für die Stimme im Job

„Ich spreche …"		meistens	oft	selten	nie
R 1	im Einzelbüro				
R 2	im Großraumbüro				
R 3	im Teamraum				
R 4	in großen Sälen				
R 5	im Freien				
R 6	in Produktionsräumen				
R 7	im Auto				
R 8	zwischendurch im Flur				
„Ich spreche …"		meistens	oft	selten	nie
T 1	am Telefon				
T 2	in Telkos				
T 3	in Videokonferenzen				
T 4	mit Mikrofon				
T 5	mit Headset				
T 6	über die Freisprechanlage				
T 7	übers Autotelefon				
T 8	mit Hilfe von Sprachnachrichten				

▪ **Selbstwirksamkeit**

Unsere Klangvorstellung hat sich in unserem ZNS durch die Erfahrungen mit unserer Stimme ausgebildet (▶ Abschn. 2.2.3). Sie checkt den gesamten Stimmeinsatz bereits im Vorfeld und ist sie dabei klar und selbstsicher, fühlen wir uns beim Sprechen auch sicher.

Je klarer die Vorstellung meiner Rede ist, desto sicherer komme ich rüber

Beispiel

Sie möchten in der 23. Kalenderwoche einen freien Tag nehmen. Ihre beste Freundin zieht um und hat gefragt, ob Sie helfen können, Lampen, Herd usw. abzuklemmen. „Du bist die einzige, die sich mit Elektrik auskennt, ohne Dich geht es nicht. Anschließend gibt es Bier und Kartoffelsalat! Bitte!" Sie wissen, es ist die Woche, in der bei Ihnen im Job der Laden brummt. Ihr Chef wird „begeistert" sein. Sie überlegen hin und her und entscheiden sich, den Chef zu fragen.

Ist es Ihnen nicht wirklich wichtig, den freien Tag zu bekommen, und es kommt Ihnen sogar entgegen, wenn der Umzugskelch an

Ihnen vorbei geht, denken Sie vielleicht: ich versuche es einfach frank und frei und wenn der Chef es nicht erlaubt, habe ich eine gute Ausrede. Womöglich gehen Sie mit einer entsprechenden Klangvorstellung in das Gespräch mit dem Chef und Ihre Stimme wird ihn nicht überzeugen.

Ist es ihnen wichtig, der Freundin zu helfen, dann klären und sammeln Sie Ihre inneren Beweggründe, räumen Sie Ihr schlechtes Gewissen auf und fokussieren Sie sich auf Ihre Bitte: „Ich weiß, die Woche ist sehr voll, aber es ist mir sehr wichtig, einer sehr alten guten Freundin zu helfen." Bestenfalls machen Sie ein Angebot: „Ich könnte stattdessen am kommenden Montag eine Extraschicht einlegen." Ihre Stimme wird fest und sicher klingen.

6

Selbsterfahrung stärkt das Selbstvertrauen in die Stimme

Man kann die Klangvorstellung als Teil unserer Selbstwirksamkeit bezeichnen (Bandura 1997). Selbstwirksamkeit ist die innere Überzeugung in uns, dass wir eine bestimmte Handlung tatsächlich erfolgreich ausführen können. Quellen dafür sind unsere physiologischen Empfindungen, unsere Erfahrungen und die Feedbacks aus unserem Umfeld. All diese Informationen nähren unsere Selbstwirksamkeit: „Klar, ich weiß, dass ich das schaffe!" Oder „Oje, das kann ich nicht!" Übertragen wir nun den Begriff der Selbstwirksamkeit auf die Klangvorstellung, so wird deutlich: auch eine souveräne Klangvorstellung entsteht aus Erfahrung. Gelegentliche Misserfolge gehören dazu. Sie sind Teil dieses Prozesses. Mit zunehmender Selbsterfahrung können Sie die Stimme kräftig einsetzen, kennen Sie die Zeichen in Ihrer Stimmgebung und können sie positiv gestalten.

■ **Integrität im Unterdruck**

Eine feine Empfindung des Unterdrucks (▶ Abschn. 2.2.1) im gesamten Stimm- und Atemtrakt wirkt sich angenehm auf Klangvorstellung und Stimmqualität aus. Weite, Leichtigkeit im Rachenraum lassen den Kehlkopf tiefer treten. Der Raum für die Resonanzbildung kann sich den Erfordernissen des Stimmklangs anpassen, die Stimme kann voluminöser und tragfähiger werden. Ein Druck- oder Engegefühl im Hals, das vielen bei längerem Sprechen unangenehm auffällt, kann gar nicht erst entstehen.

> **Stimmforscher**
> **Kiefer**
> Nehmen Sie sich einen Moment Zeit, zur Ruhe zu kommen und lassen Sie sich auf folgende Vorstellung ein: Öffnen Sie den Kiefer leicht und weich. Stellen Sie sich vor, Ihnen würde ein Löffel herrlichen cremigen Mousses angeboten (oder für die salzige Fraktion, ein gutes Stück mildwürzigen Käses oder etwas anderes, was Sie ganz besonders köstlich finden!).

Sie freuen sich darauf, öffnen einfach den Mund und nehmen die Köstlichkeit in Empfang.

Was passiert genau? Wiederholen Sie es einige Male und richten Ihre Aufmerksamkeit auf die geschmeidige Bewegung des Kiefergelenks, auf die Weite im hinteren Rachenraum und auf die tiefe, völlig selbstregulierte Einatmung dabei. Die hier simulierte empfangende Haltung ermöglicht automatisch die bestmögliche Voreinstellung für eine entspannte und leistungsstarke Stimmgebung:

Sprechen Sie nicht mit dem Gefühl von „Ich muss geben", sondern von „Ich empfange!".

Sind wir in der Lage, diese empfangende Haltung des Unterdrucks aufrechtzuerhalten, unterstützen wir unsere stimmliche Integrität. Wenn wir die Stimme zu sehr herausschieben, könnte dies ein Warnsignal sein: Was ist hier los? Stört mich etwas: mein Gegenüber, das Thema, die räumliche Situation? Wahrnehmung ist der erste Schritt für Veränderung und die Stimme das Messinstrument für inneren Druck. Was passiert eigentlich, wenn Sie in die empfangende Haltung des Unterdrucks gehen? Versuchen Sie es mal als Esel!

Empfangen Sie Ihren Stimmklang!

Stimmforscher
Esel

Ähnlich wie ein Esel seine typischen Rufe im Wechsel von Ein- und Ausatmung produziert, so können auch wir Töne bei der Einatmung bilden, zum Beispiel wenn wir uns erschrecken. Probieren Sie es einmal aus. Es gelingt leichter, wenn Sie eine entsprechende Geste des Erschreckens hinzunehmen. Nun versuchen Sie aus dem Ton des Erschreckens ein „hoooo" zu entwickeln und diesen länger zu halten. Lassen Sie ihn klingen. Probieren Sie es ruhig mehrere Male. Vielleicht wird es erst einmal knarren, aber nach einiger Zeit, wird die inhalatorische Tongebung sogar modulierbar. In einem nächsten Schritt versuchen Sie nun aus dem Einatem- in einen Ausatemton zu wechseln, ohne diese tiefe Weite im Mundraum aufzugeben. Hat es geklappt? Das ist Unterdruck!

Übung für den Unterdruck: Sog ▸ Abschn. 3.2.1

■ Paradox

„Ich soll meine Integrität wahren, indem ich eine empfangende Haltung gegenüber der Umwelt einnehme? Was soll das! Ich möchte mich lieber verschließen und nichts an mich ranlassen!" Das ist verständlich. Und so machen Sie es sicherlich oft und haben dann ein Enge- oder Druckgefühl im Hals? Leider können wir

6

nicht allen Situationen, die uns unangenehm sind, aus dem Weg gehen. Wir sind mittendrin und unsere Stimme reagiert auf diese „Unstimmigkeit". Was nun?

Die Stimmlippen schließen sich beim Sprechen. Zusätzlich schließen sie sich aber auch, wenn sie verhindern sollen, dass etwas in unsere Lunge eindringen will, was dort nicht hingehört. Das ist ein lebenswichtiger Schutz zum Beispiel gegen Lungenentzündungen oder wenn wir uns verschlucken. Auch wenn uns im übertragenen Sinne „das Wasser bis zum Hals steht", wenn wir uns bedrängt oder gestresst fühlen, schließen sich die Stimmlippen und mit ihnen der gesamte Halsbereich. Enge im Hals kann also auch eine psychosomatische Stressreaktion sein, eine Art Schutzmechanismus gegen eine psychische Belastung, die wir nicht an uns heranlassen möchten oder können.

Diese zweite Schließfunktion steht im Zusammenhang mit unserer Integrität: Meist ist es nicht einfach möglich, fluchtartig eine unangenehme Gesprächssituation zu verlassen. Dann ist es hilfreich, den aufgebauten Überdruck zu lösen und stattdessen das Unterdruckventil zu aktivieren. Das klingt beinahe wie eine paradoxe Intervention: Ich öffne mich, bleibe geschmeidig, blockiere nicht, sondern stelle mich der schwierigen Situation – weil ich da sowieso durch muss!

> **Stimmforscher**
> **Sog – Erinnerung**
> Stellen Sie sich in unangenehmen Gesprächssituationen vor,
> Sie würden die Sogübung (▶ Abschn. 3.2.1) durchführen.
> Wenn Sie sie vorher einige Male gut trainiert haben, können
> Sie die angenehme Wirkung des Soges bald gut abrufen.
> Der Rachen bleibt weit und die Stimme leicht.

Verstecken spielen? Irgendwo inmitten der Einflüsse ist die eigene Stimme

■ **Stimmliche Integrität – Suche nach der eigenen Stimme**

Inmitten der vielen Umwelteinflüsse sollten wir uns davor hüten, unsere unverwechselbaren stimmlichen Charaktereigenschaften zu verwässern oder aufgeben. Versuchen wir nur fremde Stimmideale zu übernehmen, Vorbildern nachzueifern und diese zu kopieren, beschränken wir uns. Vielmehr sollten wir unsere eigene stimmliche Variationsbreite, unser persönliches Potenzial in Gänze ausschöpfen und die Stimme als unser wichtigstes kommunikatives Werkzeug schulen. Kennen wir unsere Stimme, können wir uns eher auf sie verlassen und sie mutiger einsetzen. Und dabei machen wir uns experimentierfreudig auf die Suche nach der eigenen Stimme.

6.4 Integrität: Praxis

- **Philipp Rohlfs**

„Oje, jetzt gibt's Ärger, was wohl die Eltern der Schüler denken? Und im Lehrerzimmer wird wieder gelästert. Ich höre sie schon, die Mayer, wie sie wieder lästert ... immer dieselbe Leier: Der Rohlfs will wieder was Besonderes machen und kriegt es nicht hin. Kann der nicht mal die Kirche im Dorf ... usw. Wie unangenehm!" Er will seinen Plan mit der Exkursion trotz seiner Unsicherheiten durchsetzen, weil die Organisation bereits steht und er das Projekt für die Schüler wichtig findet.

Gleich ist die Telko angesetzt, an der außer ihm der Rektor und die Klassenpflegschaftsvorsitzende teilnehmen. Philipp Rohlfs wird die Exkursion nach Graz, die er in drei Wochen mit dem Erdkundeleistungskurs durchführen möchte, verteidigen müssen. Im Vorfeld hatte es massive Kritik von verschiedenen Eltern gegeben, da die Kosten höher sein werden als angekündigt. Er fühlt einen immensen Druck, nicht nur von Seiten der Eltern, sondern auch aus dem Kollegium. Gleichzeitig spürt er die Verantwortung.

Aufgrund schlechter Stimmerfahrungen hat er eine irritierte und unsichere Klangvorstellung, was sich zu einem Teufelskreis ausweitet, der die Stimme wackeliger und rauer werden lässt.

- **Ressourcen**

Schule ist seine große Leidenschaft. Er will alle Schüler und Schülerinnen erreichen, damit sie sich nach ihren Möglichkeiten entwickeln können. Neben dem Unterricht führt er Elterngespräche, Förderunterrichte durch, engagiert sich in Lehrerkonferenzen, in denen es um einzelne Schüler geht. Seine Stärke im Kontakt besteht vor allem darin, dass er unverstellt Dinge beim Namen nennen kann. Er hat kaum Berührungsängste mit heiklen Themen, keine Angst vor Konflikten, die er als Chance für Entwicklung begreift. All dies verhilft ihm zu einer guten Position im Kollegium. Bei Problemen wird er gerne hinzugezogen, sein kompetenter Weitblick bei pädagogischen und didaktischen Themen wird sehr geschätzt.

- Seine Stimme ist sonor,
- in einer tiefen männlichen Bass-Lage.
- Er spricht ruhig, moduliert eher wenig.
- Der Stimmeinsatz ist fest.

- **Auffälligkeiten**

Eine zunehmend manifester werdende Erschöpfung macht ihm sehr zu schaffen. Müdigkeit, brennende Augen und Verspannungen sind keine Seltenheit. „Es kann doch nicht sein, dass mein immer ungebrochener Idealismus nachlässt!" Er fragt sich, „wie er seine Kraftquelle finden kann", um weiterhin dem hohen Anspruch gerecht zu werden. Er gibt alles, spürt aber zunehmend, dass er an seine Grenze kommt. Gelegentlich schlägt seine Empathie gegenüber Schülern oder Kollegen in Gereiztheit um. Dann fühlt er sich wie „ausgesaugt". Wenn er sich dann zurückziehen möchte, nagt das schlechte Gewissen an ihm. Vor allem auch, weil er die Erwartungshaltung seiner Umwelt nicht enttäuschen möchte. Er empfindet seine Stimme als „energielos".

— Die Stimme
  — ist erschöpft,
  — beginnt etwas rau und brüchig zu werden.
— Die Resonanz ist dumpf, stumpf und etwas hohl.
— Im Absatz bricht die Stimme teilweise ab.

■ **3+1© Skills: Themen**
— Eigene Integrität stärken, Grenzen sichern
— Ruhepausen erstreiten, bei sich bleiben
— Verantwortung für aufkommende destruktive Aggression übernehmen und konstruktiv umlenken
— Seine Klarheit im Blick für andere, seine Empathiefähigkeit auch für sich selbst und die eigenen Ressourcen nutzen

Integrität sichern: Ziele und Übungen

In ◨ Tab. 6.2 finden Sie Ziele und Übungen für Philip Rohlfs.

◨ **Tab. 6.2**   Ziele und Übungen für Philip Rohlfs

Ziele für die Stimme	Übungen allgemein zur Integrität
Im Unterdruck sprechen, die Stimme nicht rausschieben, bei sich bleiben	Sog ▶ Abschn. 3.2.1
Rhythmisch und leicht in die Stimmkraft gehen: Kontakt rhythmisieren, flexibilisieren	Staccato ▶ Abschn. 3.1.1
Klangvorstellung stärken Stimmlich-akustische Abgrenzung: Stimme von außen hören	Klangrinne ▶ Abschn. 6.3
Randschwingung aktivieren - Tragfähigkeit - Obertonspektrum anreichern	Dampfer ▶ Abschn. 3.1.4
Vollschwingung aktivieren Aktivität im Kehlkopf spüren und Kontakt zur eigenen Stimmquelle aufrechterhalten	Indianer ▶ Abschn. 3.1.6

6.5 Integritätsscreening

Im folgenden Screening ◘ Tab. 6.3 haben wir Aussagen formuliert, mit denen Sie das Thema Integrität im Job für sich einkreisen können (siehe auch in den Online-Materialien unter ▶ http://extras.springer.com/2019/978-3-662-58160-5). Bitte lesen Sie die Aussagen und kreuzen Sie an: Bestimmen Sie, in welchem Maße die jeweilige Aussage für Sie zutrifft von
— 1: Trifft gar nicht zu bis
— 6: Trifft voll zu

Beobachten Sie, ob Sie Ihre Integrität im Job wahren!

6.6 Ingredienzien der Integrität

Das Phänomen „Sich-auf-die-eigene-Stimme-Besinnen-Können", ohne von der Außenwelt gestört, verletzt zu werden, nennen wir stimmliche Integrität.

Die Grafik in ◘ Abb. 6.2 soll dies illustrieren. Hier die Ingredienzien des wichtigen Skills für eine starke Stimme im Job:

- **Das Wichtigste in Kürze: Stimmliche Integrität**
— Aktive Wahrnehmung dafür, wenn etwas (eine andere Stimme, ein Mensch, Stress, Hintergrundlärm) die Stimme negativ beeinflusst und sie dadurch an Kraft verliert

◘ Tab. 6.3 Integritätsscreening						
Meine Stimme ist für mich im beruflichen Alltag wichtig	1	2	3	4	5	6
Ich achte bei Sitzungen immer darauf, wo und neben wem ich sitze, damit ich mich sicher fühle	1	2	3	4	5	6
Wenn ich unsicher bin, achte ich besonders auf meine Stimme.	1	2	3	4	5	6
Meine Stimme bleibt stabil, auch wenn ich unsicher bin beim Sprechen.	1	2	3	4	5	6
Wenn ich mich mit anderen unterhalte, kann ich mich auf meine Stimme verlassen und mich entspannen.	1	2	3	4	5	6
Wenn ich gut vorbereitet bin/mich gut vorbereitet fühle, kann ich mich auf meine Stimme verlassen.	1	2	3	4	5	6
Auch wenn ich nicht gut vorbereitet bin, kann ich mit fester Stimme sprechen.	1	2	3	4	5	6
Wenn ich unsicher bin, wird mein Sprechtempo nicht höher.	1	2	3	4	5	6
Punkte insgesamt						
Durchschnittswert (÷8) 1–2 geringer, 3–4 mittlerer, 5–6 hoher Integritätswert						

6

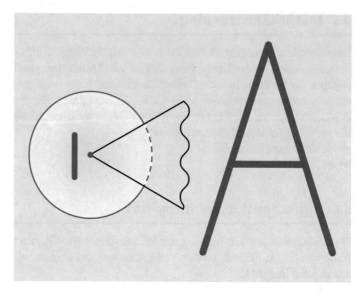

◘ **Abb. 6.2** Stimmliche Integrität. *I* = Integrität, *A* = Außenraum

— Möglichkeiten der Abgrenzung oder des Rückzugs finden, um die Stimme zu schützen
— Die Stimme
  — wird nicht heiser
  — bleibt stabil
  — hält den gesamten Arbeitstag durch, auch wenn gegen Hintergrundlärm und Störschall angeredet wird
— Kein Druck-, Kloß oder Engegefühl, wenn im Job längere Zeit gesprochen wird
— Sprechen im Unterdruck: „Empfangen" der Stimme, nicht „Rausschieben"!
— „Energiedämmung": Kraft der eigenen Stimme effektiv im Dialog umsetzen, ohne Energie nach außen hin zu verschwenden
— Auch die Gesprächspartner nicht in ihrer stimmlichen Integrität verletzen
  — Lautstärke und Fülle der Stimme an das jeweilige Setting anpassen
  — Zeichen der Abgrenzung des Gegenübers wahrnehmen und respektieren
— Gefühl stimmlicher Souveränität und Zuverlässigkeit in Bezug auf die jeweiligen Sprechsituationen

Literatur

Zitierte Literatur

Bandura A (1997) Self-efficacy: the exercise of control. Freeman, New York

Daimler (2018) Verantwortliches Handeln. ▶ https://www.daimler.com/nach-haltigkeit/integritaet/. Zugegriffen am 25.11.2018

Depner M (2000) Der Kontakt. Königshausen & Neumann, Würzburg, S 81 f

Heißner S (2014) Erfolgsfaktor Integrität. Wirtschaftskriminalität und Korruption erkennen, aufklären, verhindern. Springer Fachmedien, Wiesbaden, S 119

Kiese-Himmel C (2016) Körperinstrument Stimme. Springer, Berlin/Heidelberg, S 41

Kluge F (2002) Ethymologisches Wörterbuch der deutschen Sprache. de Gruy-ter, Berlin, S 444

Pollmann A (2005) Integrität. Aufnahme einer sozialphilosophischen Persona-lie. transkript, Bielefeld, S 17, 85, 113, 89

Thoreau HD (1973) Über die Pflicht zum Ungehorsam gegen den Staat. In: Thoreau HD (Hrsg) Über die Pflicht zum Ungehorsam gegen den Staat und andere Essays. Diogenes, Zürich, S 7–35

Zimbardo PG (1988) Psychologie. Springer, Heidelberg

Weiterführende Literatur

Arendt H (1999) Vita activa oder Vom tätigen Leben. Piper, München, S 74

Faller H, Lang H (2006) Medizinische Psychologie und Soziologie. Springer, Berlin/Heidelberg

Göbel E (2017) Unternehmensethik. Grundlagen und praktische Umsetzung. UVK, Konstanz

Goethe JW (1982) Wilhelm Meisters Lehrjahre. Reclam, Stuttgart

Hofer U (2016) Auf der Suche nach der eigenen Stimme. Chronos, Zürich

Lavagno C (2016) Der Ort der Stimme. Philosophische Überlegungen. In: Loch-Falge J, Heinze M, Offe S (Hrsg) Stimme, Stimmen, Stimmungen. Pa-rados, Berlin, S 11–23

Loch-Falge J, Heinze M, Offe S (Hrsg) (2016) Stimme, Stimmen, Stimmungen. Parados, Berlin

Schmiedel M (2017) Trust-based Leadership – Führen durch Vertrauen. Erfolg-reiche und leidenschaftliche Mitarbeiter durch Integrität und Wertschät-zung. Springer Fachmedien, Wiesbaden

Stangl W (2018) Stichwort: „Selbstwirksamkeit". Online Lexikon für Psycholo-gie und Pädagogik. ▶ http://lexikon.stangl.eu/1535/selbstwirksamkeit-selbstwirksamkeitserwartung/. Zugegriffen am 19.07.2018

Taylor C (1988) Negative Freiheit? Suhrkamp, Frankfurt am Main

3+1© Skills: Aggression

7.1   Rangehen – 118

7.2   Seiten der Aggression – 120

7.3   Aggression und Stimme – 125

7.4   Aggression: Praxis – 130

7.5   Aggressionsscreening – 132

7.6   Zusammenfassung – 133

Literatur – 134

Elektronisches Zusatzmaterial Die Online-Version dieses Kapitels (https://doi.org/10.1007/978-3-662-58161-2_7) enthält Zusatzmaterial, das für autorisierte Nutzer zugänglich ist.

© Springer-Verlag GmbH Deutschland, ein Teil von Springer Nature 2019
W. Föcking, M. Parrino, *Starke Stimme – Stark im Job*, https://doi.org/10.1007/978-3-662-58161-2_7

Rangehn
Rangehn
Immer Schritt auf Schritt und Schritt
Auf'n andern Schritt
Immer ran, das geht ein, zwei, drei, los, ran
Rangehn
(Nina Hagen)

7.1 Rangehen

Beispiel
Seit Wochen wird über die Neubesetzung einer Führungsposition in Ihrer Abteilung nachgedacht. Eigentlich galt die Kollegin als aussichtsreichste Anwärterin auf den Posten. Aber seit Kurzem scheint ihr Stern zu sinken. Man munkelt, sie sei unpünktlich und mache Fehler, wie doppelte Terminvergaben usw. Sicher! Sie hat Stress zu Hause und die lange Anfahrt mit öffentlichen Verkehrsmitteln ist ziemlich ungünstig. Da kann man schon mal Termine verpassen. Aber, wenn Sie überlegen, ist Ihr Terminkalender auch voll und Sie haben Ihren Tag im Griff. Und fachlich sind Sie immer auf dem neuesten Stand. Für das wichtigste Projekt des nächsten Quartals haben Sie schon ein astreines Exposé in der Schublade. Sie wären wie geschaffen für den Job. Wenn Sie sich jetzt bewerben, hätten Sie gute Karten. Eigentlich wollen Sie nach vorne preschen und Ihr Ass ausspielen!

Wenn Sie dieses Beispiel lesen, was denken Sie?:

| I. | „Aber das macht man doch nicht!" | ☐ |
| II. | „Richtig so! Nicht lange fackeln." | ☐ |

Die Gruppe der Leser, die B angekreuzt hat, kann das folgende Kapitel entweder überschlagen oder interessiert lesen und nickend abwinken. Gruppe A könnte beim Lesen des Kapitels angeregt werden, sich den Aggressionsbegriff, den wir für Ihre Stimme im Job nutzbar machen wollen, etwas genauer anzusehen. Manch einer wird stutzig sein und Ressentiments gegen das Thema haben. Warum eigentlich?

■ Ad gredi

Aggression kommt von ad gredi, rangehen

Während Aggression im zeitgenössischen Sprachgebrauch sehr häufig negativ konnotiert ist, kommt der etymologische Ursprung des Wortes eher neutral daher: Aus dem Lateinischen „ad-gredi" abgeleitet, meint Aggression „herangehen", „auf jemanden" oder „auf etwas zugehen". Von der ursprünglichen Wortbedeutung ausgehend ist Aggression ein Impuls oder Antrieb zu einer Handlung. Erst viel „später nimmt dieses Wort eine andere Bedeutung an, nämlich ‚auf jemanden‘ oder ‚auf etwas losgehen‘, ‚jemanden‘ oder ‚etwas angreifen‘" (Heinelt 1978).

▪ Ran an die Buletten

Aggression ist das dritte der Skills, die wir für eine „starke Stimme im Job" herausstellen möchten (◘ Abb. 7.1).

Dabei interessiert uns hier vor allem die ursprüngliche Bedeutung des ad gredi. Aus dem „Herangehen" lässt sich ein ganzes Kaleidoskop positiver und lebenswichtiger Verhaltensweisen ableiten. Aggression ist wie ein mutiges Vorpreschen, ein Für-die-eigene-Sache-Kämpfen.

Ohne unsere aggressiven Potenziale könnten wir keine ehrgeizigen Ziele verfolgen und auf der Karriereleiter keinen Schritt vorankommen. Ein Fußballspiel ohne aggressiven Aplomb wäre sterbenslangweilig und eine Demo für die gute Sache ohne klare Forderungen wenig erfolgversprechend. Ohne Aggression wäre die deutsche Wiedervereinigung nicht zustande gekommen. Eine heiße Diskussion, ein spannendes Streitgespräch? Fehlanzeige! „Aggression auszumerzen würde heißen, unsere Lebensqualität zu reduzieren sowie die unserer Beziehungen und der individuellen wie kollektiven Leistungen" (Juul 2016).

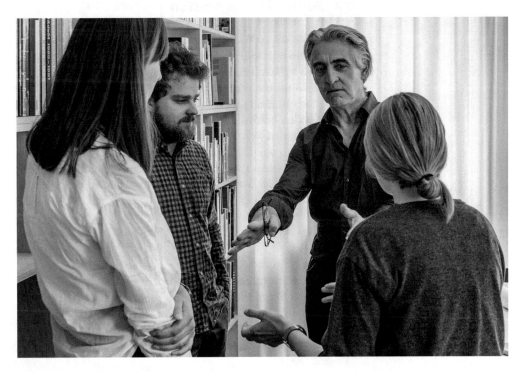

◘ Abb. 7.1 Stimmliche Aggression im Job

Konstruktive Aggression ist
ein bewegender Moment!

■ **Aggression konstruktiv!**

Der Aggressionsbegriff, von dem wir hier sprechen, ist konstruktiv! Es geht nicht um Gewalt und Destruktion! Wir sprechen über diesen Impuls in uns, den es neu zu entdecken und von moralischen Implikationen und Tabus zu befreien gilt.

„Mit Aggression ist jedes Verhalten gemeint, das im Wesentlichen das Gegenteil von Passivität und Zurückhaltung darstellt" (Bach und Goldberg 2014).

In diesem Kapitel nähern wir uns der Aggression von verschiedenen Seiten und zeigen auf, welch zentralen Stellenwert sie in alltäglichen Kommunikationssituationen hat.

> **Aggression**
>
> Aggression ist eine Antriebskraft, die sich zum Beispiel
> — mental in Gedanken,
> — in körperlicher Aktivität, wie Augenaufreißen, Zähnezeigen, Naserümpfen, Auf-den-Tisch Hauen oder Türenknallen,
> — oder verbal, in stimmlichen und sprachlichen Äußerungen zeigen kann.

7.2 Seiten der Aggression

■ **Aggression – ein Überlebensinstinkt**

Wir sind zivilisierte Lebewesen. Diese Tatsache sollte uns nicht darüber hinwegtäuschen, dass wir noch immer von Trieben gelenkt werden, die unsere Verhaltensweisen bestimmen. Wir sind auf der Suche nach Nahrung, Flüssigkeit, Sex und Ruhe. Diese primären Triebe wollen befriedigt werden. Noch prickelnder wird's, wenn die sogenannten Sekundärtriebe nach Anerkennung und Macht ins Spiel kommen. Im Großstadtdschungel und im Raubtierkäfig des Geschäftslebens sind wir permanent damit konfrontiert. „Fritz Perls, der Gründer der Gestalttherapie, sagte einmal, dass Aggression so etwas wie der ‚Zahn der Psyche' sei" (Juul 2016). Sie ist unser eigentümlichstes Werkzeug, das unsere Erfahrungen zerlegt, verdaut und gleichzeitig für unsere innersten Wünsche kämpft.

Primäre Triebe wollen
befriedigt werden.
Sekundäre auch?

■ **Entstehung von Aggression**

In der Aggressionsforschung finden sich zahlreiche Ansätze, die sich mit der Frage beschäftigen, wie aggressives Verhalten beim Menschen entsteht. Für die Biologen ist Aggression ein Angriffs-, Droh- bzw. Kampfverhalten. Es wird zur Verteidigung des eigenen Territoriums und der Sippe gegen Feinde von außen eingesetzt (Dorsch 1991).

Dagegen macht die Frustrations-Aggressions-Hypothese aufgestaute Energie von Frust und Ärger für die Entstehung von Aggression verantwortlich. Durch „Situationen, in welchen Menschen in ihrer Zielerreichung behindert oder von ihr abgehalten werden" (Heinelt 1978), baut ein Mensch Anspannungen auf, die sich, wird er getriggert, aggressiv entladen. Diese Theorie ist mittlerweile widerlegt, weil sie die Komplexität aggressiven Verhaltens nicht genügend bedenkt, den Menschen auf die Schlichtheit eines Pulverfasses reduziert.

Das Trieb-Instinkt-Modell wiederum geht „von der biologischen Bedingtheit der Aggression aus, von ihrer Vorprogrammierung in uns selbst" (Heinelt 1978). Lerntheoretische Modelle, wie das Modelllernen nach Bandura, legen bei ihrer Forschung den Fokus auf die Nachahmung von Aggression während des Sozialisationsprozesses des Menschen (Heinelt 1978; Bandura 1971). Aggression kann als Verhalten gelernt werden und die Art aggressiver Äußerungen hängt von Vorbildern und Erziehung ab.

Ob wir aggressives Verhalten nun von Modellen und Vorbildern übernehmen oder von Natur aus in uns tragen, ob es aus Frustration oder aus dem Instinkt zur Selbstverteidigung entsteht: den Impuls, aus einer oft als Null-Position erscheinenden Situation auszubrechen, kennen wir alle, erleben wir täglich. Aggression als Reaktionsmuster oder Handlungsoption, auf die wir in entsprechenden Situationen zurückgreifen, ist ein Fakt, der sich nicht wegdiskutieren lässt.

■ **Emotion vs. Verhalten**

Aggression ist Verhalten und keine Emotion, wie häufig angenommen wird. Vielmehr kann es eine Reaktion auf eine Emotion sein, die dem Verhalten zugrunde liegt. Kleinkinder können negative Emotionen noch nicht verbal äußern und greifen deshalb auf aggressives Verhalten zurück. Sie schreien, beißen oder treten, um ihren Willen zu bekommen. Kommt einem Kleinkind beispielsweise auf dem Spielplatz die Schaufel abhanden, so könnte es einen Schreikrampf mit gleichzeitigem Aufstampfen bis zum Sich-in-den-Sand-Schmeißen vom Stapel lassen, der alles in seiner Umgebung strammstehen lässt. So kann es dem Erwachsenen erfolgreich mitteilen, dass Hilfe nötig ist. Aggression ist die Reaktion par excellence auf das erlittene Gefühl des Kindes. Für uns Erwachsene wäre diese Reaktion nicht angemessen. Obwohl … Nein, nein! Wir sollten uns nicht in den Sand schmeißen, sondern eine solche Konfliktsituation verbal und kommunikativ lösen.

Aggression ist kein Gefühl, kann aber von einem Gefühl provoziert werden.

■ **Aggression und Kommunikation**

Der Mensch ist ein kommunizierendes Wesen. Kommunikation ist Dialog und Austausch mit anderen, die uns unterstützen, mit denen wir Informationen auszutauschen. Aggression ist Bestandteil

Konstruktive Aggression – klares Statement!

7

dieser Kommunikation – täglich im Job schießt es aus uns heraus: „Jetzt reicht's!", „Könnt ihr endlich mal zuhören?", „Jetzt habe ich es schon dreimal gesagt und niemand hört zu!". Die Frage ist also nicht, ob ich im Job aggressiv sein darf, sondern ob meine aggressive Intervention konstruktiv ist. Und das kann nur der Handelnde selbst entscheiden: Warum bin ich so wütend geworden? Was war der der auslösende Impuls, Dinge in Bewegung zu setzen? „Erfolgreich kommunizierte Aggression ist konstruktiv. Aggression, die ihre kommunikative Funktion verloren hat, ist destruktiv" (Bauer 2011). Solange ich konstruktiv bin, bleibe ich im Dialog mit anderen.

> ❯ **Wenn wir im Rahmen unserer Skills von Aggression sprechen, ist von konstruktiv-kommunikativer Aggression die Rede. Die Stimme ist das Organ, das unseren aggressiven Antrieb in Energie für den Job umwandeln kann.**

▪ Aggressiv an die Macht

Eine wichtige Antriebsquelle für Aggression ist das Bedürfnis nach Macht (Dorsch 1991). Auch der Begriff der Macht scheint zwielichtig zu sein. Machtmissbrauch, Machtmensch, Streben nach Macht, Machtkampf: Bei diesen Worten haben wir zunächst einmal negative Assoziationen. Wir denken an gewaltsame Übergriffe, Unrecht oder Unterdrückung.

Macht ist zunächst einmal ganz wertfrei die Befähigung, Einfluss zu nehmen und etwas zu bewirken. Erst im zweiten Schritt ist sie Macht **über** etwas oder jemanden – was auch noch keinerlei abwertenden Beigeschmack haben muss, wenn man an Begriffe wie Bankvollmacht, Machtwechsel oder Ausrufe wie „Macht dem Volke!" denkt.

Machtmittel Aggression

Aggression ist der Antrieb, wenn wir eine Machtposition erlangen möchten. So wie der Präsidentschaftskandidat seine Rivalen ausstechen musste, um den Sieg zu erringen, so sind alle Menschen im Rahmen ihrer individuellen Kontexte immer wieder mit Situationen konfrontiert, in denen sie aktiv rangehen, aggressiv Macht ergreifen müssen. Sei es bei der Wohnungssuche auf dem heiß umkämpften Wohnungsmarkt oder beim Kartenspiel, immer geht es darum, den Rivalen zu besiegen, den Sieg zu erringen „und erkennt man den Sieg als lustvolle Endhandlung des Aggressionstriebs, so versteht man auch die tägliche Aggression des Menschen" (von Cube 2011).

▪ Aggression destruktiv

Die Grenze zur destruktiven Aggression lässt sich schwer ziehen. Ist sie da erreicht, wo andere Menschen zu Schaden kommen? Der Schaden, den mein Mitbewerber durch seine Niederlage beim Kampf um die begehrte Wohnung erleidet, ist ebenso Teil des alltäglichen „Spiels" um Macht, wie die Frustration nach einer

Niederlage im Sport. Es können ebenso wenig zwei Kandidaten auf dem Siegertreppchen stehen wie zwei Familien in die gleiche Wohnung einziehen können. Im sozial-kommunikativen Kontext hat Aggression eine regulierende Funktion. „Dies kann jedoch nur gelingen, wenn die Aggression als ein Signal verstanden werden kann, d. h. wenn sie eine kommunikative Funktion erfüllt" (Bauer 2011). Eine mögliche Grenze ist da erreicht, wo Aggression sich nicht mehr aus dem jeweiligen Kontext erklären lässt und zu destruktiver Gewalt wird.

Aggressionsabbau – eine überflüssige Erziehungsmaßnahme

Welche Rolle spielt Erziehung beim Umgang mit Aggression? Schaut man in das dunkle Kapitel der „schwarzen Pädagogik" seit Mitte des 19. Jahrhunderts, wird klar, dass in diesen Konzepten ein freier Wille des Kindes nicht vorgesehen war. Gewalt wurde als unvermeidbare Maßnahme gegen unerwünschtes Aufbegehren und zum Wohle des Kindes gerechtfertigt. Hat ein Kind keine Chance, mit Trauer oder Wut zu reagieren, weil die Eltern dies sofort „mit Hilfe von Blicken oder anderen Erziehungsmaßnahmen verbieten, dann wird das Kind lernen, stumm zu sein" (Miller 1983). Es entsteht eine fatale Tradition von Unterdrückung und Schweigen., Wenn ein Kind lernt, dass „ad gredi" verboten ist, wird es auch als Erwachsener Schwierigkeiten haben, für eine Sache zu kämpfen.

Diese Sicht der Pädagogik gehört der Vergangenheit an? Weit gefehlt! Laut einer Forsa-Studie (2011) wenden noch immer 40 % der Eltern bewusst Gewalt in der Erziehung an. Die Begründungen dafür sind noch stets die alten: mangelnder Gehorsam oder aggressives Verhalten der Kinder, das bestraft werden muss. Sogar wenn keine physische Gewalt im Spiel ist, scheint das alte Erziehungsparadigma, „ausschließlich liebe, gut angepasste und folgsame Kinder zu haben" (Juul 2016), auch im 21. Jahrhundert noch Gültigkeit zu haben. Eltern haben es von ihren Eltern gelernt und geben es in leicht modifizierter Form an die nächste Generation weiter.

■ Unterdrückte Aggression

Mediale Berichterstattung über Gewalt und Verbrechen überlagern die positiven und konstruktiven Aspekte des ad gredi und hemmen unsere aggressiven Triebe. Aggression wird zum Tabu. Im engkalkulierten Alltag eines Berufstätigen müssen die Abläufe stimmen, da bleibt ohnehin wenig Raum für zweckfreie Zeitfenster oder verrückte Emotionen. Dass wir uns auf diese Weise freiwillig Restriktionen unterwerfen und uns untersagen, die „breite Skala an natürlichen und gesunden menschlichen Emotionen – einschließlich der Aggressivität – auszudrücken und auszuleben" (Juul 2016,) ist uns im Eifer des Gefechts gar nicht mehr bewusst. Aber was passiert, wenn Aggression ständig unterdrückt wird? Daraus resultierende Verspannungen, gerne in Nacken und Rücken, kennen wir zur Genüge. Aber auch innere Anspannungen wie Gereiztheit, Überempfindlichkeit gegen Lärm usw. können die Folge sein. Der aggressive Impuls wird verdrängt, hat sich deshalb aber noch lange nicht aufgelöst. „Anstatt der eigentlich fälligen Äußerung von Aggression entwickelt sich nun eine Situation, die zu Angststörungen oder depressiven Erkrankungen führen kann" (Bauer 2011). Ist ein konstruktiv aggressiver Impuls nicht möglich, kann sich diese nach innen wenden und zu psychosomatischen Erkrankungen führen. Unterdrücken der Aggression ist nicht möglich. Sie sucht sich ihren Weg und wenn es keinen anderen Ausweg gibt, wird sie zur Autoaggression.

▪ **Höflich, höflich!**

Stellen Sie sich vor, Sie kommen in die Firmenküche und demonstrieren Ihren Kollegen den „Indianer" (▶ Abschn. 3.1.6). Sie können davon ausgehen, dass einige der Kollegen die Nase rümpfen und Sie für verrückt erklären. Stattdessen könnten sie doch auch interessiert nachfragen, was diese lustige Übung denn bewirkt. Reagiert ein Kollege „Oh, interessant" mit gequältem Lächeln, so ist er vielleicht höflich, denkt aber im Stillen: Diese Spinnerin, immer muss sie sich in den Vordergrund spielen. Im täglichen Miteinander ist häufig zu beobachten, „dass aggressive Tendenzen durch besondere Liebenswürdigkeit, Höflichkeit und Zuwendung überdeckt werden. … Die aggressive Einstellung wird nicht nur verborgen, sondern in ihr Gegenteil verkehrt" (Heinelt 1978). Das kennen wir doch: Jemand ist übertrieben höflich zu uns und wir spüren genau: innerlich brodelt es. Übertrieben höfliche Umgangsweise, die nicht von Herzen kommt, ist also auch eine Form von – wenn auch unterdrückter – Aggression. Bestenfalls ist sie konstruktiv, wenn sie dadurch zum Beispiel ein Zeitintervall von Anspannung und Irritation überbrücken, eine Eskalation vermeiden oder taktische Ziele verfolgen will.

▪ **Mittelbare Aggression**

Aufgestaute Emotionen, die in realkommunikativen Kontexten zu wenig Gelegenheiten bekommen, sich zu äußern, finden heute ein Ventil in den Medien: Virtuelle Welten schaffen Erzählkontexte, die vor allem aggressive Themen, wie Kampf, Krieg, Feinde besiegen, der Stärkste sein müssen usw. beinhalten. Denke man nur an die vielen Computerspiele („Ballerspiele"). „Diese erfolgreiche Ausnutzung unpersönlicher und anonymer Feindseligkeitsventile ist hauptsächlich deshalb möglich, weil persönliche Äußerungen von Aggression in unserer Gesellschaft tabu sind." (Bach und Goldberg 2014).

▪ **… und unmittelbare!**

„Das gehört sich einfach nicht!" oder „Was sollen denn die Nachbarn denken?" Unser Anstand verbietet uns lustvolle Äußerungen verbaler und lautlicher Art, die Gesetze der Höflichkeit verletzen würden. Die Balance zwischen Anpassung an gesellschaftliche Konventionen und Freiheit für Persönlichkeitsentwicklung gerät ins Wanken. In Bezug auf Stimme und Aggression darf es gern mehr Freiraum sein.

Aggressive Impulse sollten nicht im Nachhinein peinlich sein, sondern können eine durchaus nützliche Wirkung haben. Wir wollen

Sie mit dem Blick auf die Stimme im Job ermutigen, keine Angst vor aggressiven stimmlichen Äußerungen zu haben, sondern sich ihnen mutig zu stellen.

7.3 Aggression und Stimme

In unserer Arbeit mit Stimmpatienten und Studierenden, in Fortbildungen, Workshops und Coachings für Menschen in stimmintensiven Berufen erleben wir unterschiedlichste Persönlichkeitstypen. Zwei sind im Zusammenhang mit unserem ad gredi und Stimme von Interesse, deren persönliches Thema man als „Zugriff auf die Stimmkraft" bezeichnen könnte.

▪ Dünn und zart

Beim ersten Typ passt die gesamte Persona zu dem dünnen, leisen Stimmklang, mit dem sie sprechen. Sie verfügen über ein hohes Maß an Empathiefähigkeit, können sich gut in die Gefühlswelt ihrer Mitmenschen hineinversetzen. Auch ihr Integritätsfaktor ist in der Regel stark, sie stehen zu ihren Werten und Ansichten, sind „gut bei sich". Ihren Job üben sie ruhig und gelassen aus, oft sogar sehr pflichtbewusst, perfektionistisch und selbstkritisch. Häufig fühlen sie sich verkannt, gehen Konflikten und Konfrontationen aber eher aus dem Weg.

▪ Laut, aber dumpf

Das Auftreten des anderen Typs zeugt sowohl im geschützten Zweiersetting als auch in der Gruppe von großem Selbstbewusstsein. Sie haben eine raumgreifende Ausstrahlung. Im Job können sie Dinge in die Hand nehmen und für einen erfolgversprechenden Deal auch mal Fünfe gerade sein lassen. Man würde einen souveränen und zuverlässigen Einsatz der Stimme in beruflichen Kommunikationssituationen erwarten, doch das Gegenteil ist der Fall. Die Stimme ist nicht belastbar, wenig tragfähig, rau und klingt schnell gedrückt.

▪ Zwei Wege, sich um die Stimmkraft herumzudrücken

Bei der Stimmklanganalyse können wir feststellen, dass beide Typen bei der fokussierten Arbeit mit der Stimme erschreckend wenig Zugang zu ihrer vollen Stimmkraft haben. Beim ersten Typ kommt der Vokalis, nennen wir ihn in diesem Kapitel ruhig mal den Aggressionsmuskel, nicht richtig zum Zuge. Er wird zu wenig eingesetzt, hat sich vielleicht sogar, aufgrund geringer Aktivität, zurückgebildet – wie ein Armmuskel, der längere Zeit eingegipst war.

Im zweiten Fall wird mutig stimmliche Kraft eingesetzt, aber die Kraft kommt nicht aus dem Unterdruck! Sie ist nicht leicht und frei, sondern geschoben und gedrückt. Wahrscheinlich helfen

7

Hals-, Kiefer- und Bauchmuskulatur mit, sodass wir von einer ganzkörperlich kompensierten Stimmgebung sprechen können. Die Stimmlippen sind von all diesen Kräften irritiert und die Stimmlippenschwingung ist irregulär unrhythmisch. So kommt es zu dem charakteristischen rauen Stimmklang.

■ **Aggressionsmuskeltraining**

Die Konsequenz ist, dass bei beiden Stimmtypen das Zentrum der Stimme, die Stimmlippenebene, gestärkt und fokussiert werden muss – einmal aus der einen, einmal aus der anderen Richtung.

Der Kreis schließt sich und wir sind wieder bei der konstruktiven Aggression und ihrem Einfluss auf die Stimme. Wenn es gelingt, in der richtig dosierten Stimmkraft selbstorganisiert und im Unterdruck zu sprechen, wenn der aggressive Impuls richtig sitzt, bekommt die Stimme Kraft und Energie. Halten wir die Kraft zurück, dann wird die Stimme entweder leise oder eben rau und gedrückt.

> **Stimmforscher**
> **Papprolle**
> Verschließen Sie eine handelsübliche Papprolle (zum Beispiel von Küchenpapier) von einer Seite mit Butterbrotpapier, sodass eine das Rohr verschließende Membran entsteht. Fertig ist Ihr persönlicher Stimmtrainer.
>
> Halten Sie die offene Seite locker an Ihren Mund und tönen ein „Uuuu" in einer für Sie angenehmen Lage. Können Sie das Papier richtig doll und laut zum Flattern bringen?
>
> Können Sie die Intensität des Flatterns steigern? Wie wenig Kraft ist nötig?
>
> Testen Sie verschiedene Tonhöhen und Vokale aus. Wenn der Sound richtig laut und hemmungslos ist, nehmen Sie die Rolle von Ihrem Mund weg. Kann die Power in Ihrer Stimme bleiben?
>
> Nehmen Sie sich nun einen beliebigen Text vor oder halten eine fiktive Ansprache an die Kollegen. Wenn Sie jedes Wort ein wenig gedehnt sprechen, können Sie bei jedem Vokal, also bei jeder Silbe, die Membran der Papprolle zum Schwingen bringen. Geht das auch ohne Papprolle? Haben Sie Ihren Aggressionsmuskel geweckt, ist die Stimme voll und kräftig?
>
> Schon ganz gut, aber noch nicht gut genug? Dann noch mal ran an das Rohr, volle Kraft voraus! Aktivieren Sie den Aggressionsmuskel. Bringen Sie ihn in seiner ganzen Masse zum Schwingen.

Weitere Übungen zur Stimulierung Ihres Aggressionsmuskels sind Crescendo und Staccato (▶ Abschn. 3.1.1, 3.1.2) oder der Indianer (▶ Abschn. 3.1.6)

■ **Sparfuchs**

Wie kommt es, dass viele Menschen wenig Zugang zu ihrer Stimmkraft haben? Die im Kehlkopf für die Tonproduktion verantwortlichen muskulären Strukturen sind häufig wenig trainiert und verharren in einer habituellen Schonhaltung. Die kräftige Muskulatur, die für eine intensive Inanspruchnahme – auch über einen längeren Zeitraum – taugt, arbeitet auf Sparflamme. Wenn es drauf ankommt, kann die Kraft nicht abgerufen werden. Stattdessen werden Kompensationsmechanismen im Kehlkopf, im Mund-Rachen-Raum, im Kiefer sowie im gesamten Körper aktiviert, um die gewünschte Stimmintensität zu gewährleisten. Das Ergebnis ist bekannt, die Sprechanstrengung irgendwie diffus und hoch, Stimmermüdung tritt rasch ein und Frust, weil all die Anstrengung nichts bringt.

Stimmforscher

Desensibilisieren

Ein wichtiger Schritt auf dem Weg zu einer kräftigen Stimme und zu mehr konstruktiver Aggression in der Stimme ist, sich anerzogener Hemmungen ungeniert zu entledigen. Trauen Sie sich, die Stimme zu erheben! Die Stimmkraft in einer anspruchsvollen Sprechsituation sicher abrufen zu können, sei es eine Moderationsrunde oder ein Vortrag, will geübt sein.

Versuchen Sie es erst mal mit unverbindlicheren Situationen. Hier einige Vorschläge:

- Laut mitsingen, wenn Musik läuft, obwohl Nachbarn mithören können
- Im Restaurant deutlich hörbar den Kellner rufen, eine Beschwerde anbringen oder lauthals lachend herumblödeln
- Die Kassiererin an der Supermarktkasse fragen, wie es ihr geht
- Passanten freundlich lächelnd begrüßen
- Jemanden, der den Unrat seines Hundes vergisst, missmutig und energisch zurechtweisen
- Sich auf einen belebten Platz stellen und mit kräftiger Stimme einen Text rezitieren oder ein Statement abgeben (siehe Speakers Corner in London)
- In der U-Bahn laut vernehmlich seinen Unmut äußern, wenn jemand für alle hörbar seine privaten Probleme am Handy verhandelt

Erstellen Sie Ihre persönliche Hierarchie. Beginnen Sie mit der für Sie kleinsten Herausforderung und steigern Sie sie bis zum noch Undenkbaren.

Was fällt mir leicht? Was fällt mir schwerer? Was am schwersten? Steigern Sie die Herausforderungen langsam, lassen Sie sich von den Erfolgen motivieren. Schauen Sie, wie weit Sie kommen.

7

▪ Fight or flight

Wenn die ersten Emotionen in uns aufkeimen, die ein aggressives Handeln erfordern, werden reflexartig körperliche Prozesse ausgelöst: Eine erhöhte Herzrate, ein beschleunigter Puls und Schweißbildung sind die Notfallantwort auf eine plötzliche Gefahr. Es kommt zur maximalen Aktivierung des sympathischen Nervensystems, der Organismus bereitet sich für Kampf oder Flucht vor und entscheidet selbstreguliert! Diese Alternative ist Grundinventar menschlicher Reaktionsweisen in Gefahrensituationen. Öffnen wir die Schleusen mutig für die Kampfvariante, sind wir zu ungeahnten Meisterleistungen fähig, können darauf vertrauen, dass unser Organismus angemessen für unser Wohl kämpft (Spektrum. de 2018). Gehen wir kampflustig, entschlossen und mutig in einen Konflikt, so wird unsere Stimme das auch sein.

▪ Defensive Klangvorstellung

Die Erwartung an unsere Stimme, unsere Klangvorstellung (► Kap. 2), entwickelt sich, indem wir aktuelle Erfahrungen mit unserer Stimme verarbeiten. Wird uns während unserer Erziehung von unseren Eltern oder vom großen Bruder dauernd gesagt: „Sei leise!", „Pscht! Nicht so laut!", „Halt dich mal zurück!", „Du kannst nicht singen, das klingt schlimm!", „Dich hört man immer raus" (alles übrigens Zitate von Seminarteilnehmern!), hat das einen wichtigen Einfluss auf die Einstellung zu unserer Stimme.

Feine, subtile Unterdrückungen von Lebensenergie und Expressivität sollen uns in die Schranken gesellschaftlicher Regelsysteme und Normen setzen. Ein zorniges, laut kreischendes Kind stört den durchgetakteten Zeitplan einer modernen Kleinfamilie ebenso wie das Mitsingen des Lieblingssongs aus voller Kehle – „Geht das auch ein bisschen leiser?" – nein, geht es nicht! Zumindest nicht, wenn Ihr Kind einen ungezwungenen, lustvollen Zugang zu seiner Stimmkraft finden soll. Und was für Kinder gilt, sollte auch für uns Erwachsenen gelten.

▪ Kinderstimme

Für die Entwicklung von Kinderstimmen ist es wichtig, ihnen den nötigen Raum zuzugestehen. Sie sollten ihren gesamten Stimmumfang ausbilden und stimmlich experimentieren dürfen. Dafür brauchen sie Vorbilder und Gelegenheiten, ihre Stimme zu erproben. Die nervigen Spielzeuge mit dem grellen synthetisierten Klanggedudel haben in keiner Weise Modellcharakter für eine umfangreiche Stimmentwicklung. Am besten sind immer noch die altbewährten Volks- und Kinderlieder.

In unserer Praxis erleben wir dass Kinder, die im „Laissez-faire-Stil" erzogen wurden, Stimmstörungen ausbilden. Das scheint im Widerspruch zu dem oben genannten Appell vollumfänglicher Entwicklungsmöglichkeiten für Kinder zu stehen. Ist es aber nicht. Wie immer geht es um die Balance. Kinderstimmen wollen sich frei entfalten, brauchen Anregung und Raum für kreative Entwicklung. Andererseits gibt es Grenzen. Für die Stimme und auch für die Umgebung. Kann ein Kind unbegrenzt laut sein, kann sich eine Stimmstörung entwickeln. Vielleicht auch genau deshalb, weil das Kind diese Grenzen sucht und ausprobiert, weil es nach ihnen verlangt.

- **Mut zum Risiko**

Leben bedeutet Risiko, mit allen Gefühlsäußerungen, die dazu gehören. „Um ein Maximum an Gesundheit im Leben von Erwachsenen und Kindern zu sichern, ist es entscheidend, dass Erwachsene das Risiko eingehen, sich wie Menschen aus Fleisch und Blut zu verhalten und echt zu sein: Individuen mit allen möglichen Gefühlen und Reaktionen einschließlich der irrationalen. Mit anderen Worten: dass Erwachsene riskieren, verletzlich, lebendig und so authentisch wie möglich zu sein" (Juul 2016). Das klingt schön und ist sicherlich leichter geschrieben als getan. Wann haben Sie denn dann letzte Mal gejubelt: „Ja! Ja! Ja! Hoch gepokert und gewonnen!"? Oder „Huiii! Schwein gehabt!"? Oder wann haben Sie das letzte Mal in einem Konflikt derart gestritten, dass Ihnen schwindelig wurde und die Puste auszugehen drohte? Die Stimme trägt das alles mit.

- **Right or wrong?**

Die Attitüde, bloß nix falsch machen zu wollen, bedeutet Stillstand. Reifung wird erst möglich durch Integration aller Emotionen und daraus resultierender Verhaltensweisen, auch der riskanten. Sind wir vor allem damit beschäftigt zu überlegen, was richtig und falsch ist, stutzen wir unsere Persönlichkeit in einem engen Rahmen zurecht und die mehr oder weniger charmanten Ecken und Kanten werden sich nicht ausbilden. Eine interessante Persönlichkeit macht sicherlich nicht immer alles richtig. Immer nett ist langweilig! Genauso wenig ist eine interessante Stimme immer perfekt, das heißt klar! In der Popularmusik sind es nicht die völlig glatten, klaren Stimmen, die geliebt und verehrt werden, sondern die, die Geräuschanteile haben: Ecken und Kanten eben! Aus diesen unsauberen Klängen spricht die Persönlichkeit und die Emotionalität des Sängers oder der Sängerin und berührt den Hörer. Der Hörer findet in dem Rauschen und Kratzen Raum, seine Interpretationen, Fantasien und Emotionen schweifen zu lassen.

- **Die ganze Palette nutzen**

„Die gesamte emotionale Musik und Poesie, die wir in uns tragen, muss zum Klingen gebracht werden – einschließlich Gereiztheit, Frustration, Wut, Zorn und Hass. Nur auf diese Weise, indem wir unsere vielfältigen Emotionen ausdrücken und austauschen, können wir reif und erwachsen werden" (Juul 2016). Die Gefühle sind da und Aggression als Verhaltensmodus hilft, diese nicht länger zu unterdrücken, sondern zu befreien, weil sie ansonsten vielleicht Unheil anrichten, wenn sie verdrängt werden. Nehmen Sie keine stimmliche Schonhaltung ein, sondern lassen Sie zu, dass Ihre Stimme Werkzeug Ihrer Persönlichkeit ist. Trauen Sie sich, auch mal laut zu werden. Lassen Sie die Stimme mal kratzen und knarren. Trauen Sie sich, dann aber auch mal ganz leise und sanft zu sein. Nutzen Sie die ganze Palette!

- **Aggression macht die Stimme rund**

Ein aggressiver Impuls reguliert die Basis- und die Add-on-Funktionen Ihrer Stimme wie von selbst und überrascht Sie und Ihre Umgebung mit Ihrer vollen Stimmkraft.

Erinnern Sie sich an eine Situation, in der Sie mal so richtig schön explodiert sind?

» Endlich bin ich an dem Punkt, wo ich raus kann mit diesem Thema! Diese kleine Provokation von der Kollegin hat mir gerade noch gefehlt. So, jetzt leg ich los. Jetzt argumentiere ich und hau euch die Fakten um die Ohren. Sicherlich etwas zu energisch, nörgelt der bekannte Zweifel! Aber was soll's. Wow! Das tut gut. Jedes Wort sitzt und die Stimme ist gestochen klar, hell voller Energie! Alle Augen sind auf mich gerichtet, alle stehen stramm.

» Sicherlich wird im Nachhinein noch gemeckert: „Musste das in dem Ton …? Hätten wir das nicht auch … usw." Letztendlich haben mir aber alle Recht gegeben. Waren alle dankbar, dass ich in die Bresche gesprungen bin, Verantwortung für die Situation übernommen habe, mich mal von der Seite gezeigt habe. Einer musste das ja mal tun! (Aus dem Interview mit M.S.)

7.4 Aggression: Praxis

- **Ines Kolbe**

„Ich liebe es, das große Ganze im Blick zu haben … zu versuchen, dass es passt … also für den Betrieb und die Mitarbeiter. Ich fühle mich hier zu Hause, bin hier ja quasi aufgewachsen, als Kind schon zwischen den Maschinen herumgekrabbelt. Kenne hier jeden und habe alles von der Pike auf gelernt. Ich habe die Fäden in der Hand und das ist ein ziemlich gutes Gefühl".

Ines Kolbe ist 34 Jahre alt und leitet ein mittelständisches Familienunternehmen in der Automobilzuliefererbranche. Die Kolbe GmbH ist seit 70 Jahren an ihrem Standort im deutschen Südwesten ansässig und beschäftigt mehr als 300 Mitarbeiter.

Nach einem dualen Maschinenbau-Studium und einem BWL-Masterstudiengang in Rotterdam stieg Frau Kolbe in den elterlichen Betrieb ein. Seit sie die Unternehmensleitung von ihrem Vater übernommen hat, trägt sie Entscheidungskompetenzen sowohl für die Produktion als auch für die strategische Ausrichtung des Unternehmens. Bei einem Jahresumsatz von rund 29,4 Millionen Euro und entsprechenden Investitionen lastet eine große betriebswirtschaftliche Verantwortung auf Frau Kolbes Schultern.

Es ist nicht immer leicht, sich in der traditionell von Männern dominierten Branche zu behaupten. „Häufig habe ich in Mitarbeitergesprächen ... also vor allem in der Produktion ... das Gefühl, dass da so eine Skepsis ist, wenn es um komplizierte technische Abläufe geht. Das ist nichts Rationales, eher eine Angst in mir. Niemand würde meine Kompetenz hier je in Frage stellen. Aber wenn diese Angst kommt, fühle ich mich plötzlich ganz klein und meine Stimme wird leise und piepsig. Oh, das hasse ich! Dann bin ich innerlich total sauer auf mich, weiß aber nicht damit umzugehen. Das macht es alles nur noch schlimmer."

■ **Ressourcen**

Da sie den Betrieb und seine Abläufe seit ihrer Kindheit kennt, kann sie sich gut in die Betriebsabläufe und die Sorgen und Nöte ihrer Mitarbeiter hineindenken. Sie weiß, dass sie von allen geschätzt wird und das ist ihr auch sehr wichtig.

Die Stimme ...
— ist hell und klar
— ist tragfähig
— hat viel Resonanz
— ist warm und wirkt angenehm beruhigend auf den Gesprächspartner

■ **Auffälligkeiten**

Frau Kolbe befürchtet, es fehle ihr an Durchsetzungskraft und Entschlossenheit, „die Stimme auch mal zu erheben, auf die Gefahr hin, mich unbeliebt zu machen". Die Stimme setzt meist mit einem Hauch und etwas verzögert ein, dadurch entsteht der Eindruck von wenig Standfestigkeit und Entschlossenheit.

Laut werden „ist überhaupt nicht mein Ding", „Ich müsste hier öfter mal wie eine Löwin brüllen, das wäre super!".
— Die Stimme wird in Stresssituationen dünn.
— Sie droht bei zunehmender Lautstärke nach oben wegzukippen.
— Die Modulation ist eher monoton, wenig lebendig.
— Die Stimmeinsätze sind weich bis verhaucht.
— Es gibt kaum Sprechpausen.
— Das Sprechtempo ist leicht erhöht.

◘ Tab. 7.1 Ziele und Übungen für Ines Kolbe

Ziele für die Stimme	Übungen
In die Kraft gehen	Papprolle ▶ Abschn. 7.3
Hemmungen abbauen	Desensibilisierung ▶ Abschn. 7.3
Stimme mit klarem Impuls beginnen	Staccato ▶ Abschn. 3.1.1
Rhythmisches Konzept erarbeiten, Pausen etablieren	Pausen aushalten, spielerisch beobachten ▶ Abschn. 6.3
Tonhöhe variieren	Glissando ▶ Abschn. 3.1.3
Kehlkopf entspannen	Unterdruck/Sog ▶ Abschn. 3.2.1

7

■ **3+1© Skills: Themen**

Frau Kolbe strahlt Ruhe aus, lässt sich auch durch Zeitdruck und Nachfragen nicht aus dem Konzept bringen. Sie weiß, wovon sie spricht, verfügt über hohes Maß an Integrität. In Gesprächen hört sie aufmerksam und empathisch zu. Verlangt es ihre Position als Chefin, in unliebsamen Situationen mal Kante zu zeigen, wird sie unsicher. Manchmal macht es sie sogar wütend, was man von außen nicht sieht. Sie tut sich schwer, unangenehme Entscheidungen zu fällen und diese konsequent „durchzuziehen, auch wenn Mitarbeiter sich übergangen fühlen". Macht zu demonstrieren und sich Raum zu nehmen, „habe ich irgendwie nie lernen müssen. Aber jetzt fehlt es mir!".

In ◘ Tab. 7.1 finden Sie Ziele und Übungen für Ines Kolbe.

7.5　Aggressionsscreening

Beobachten Sie, wie viel konstruktive Aggression Sie im Job zeigen

Im folgenden Screening ◘ Tab. 7.2 haben wir Aussagen formuliert, mit denen Sie das Thema Aggression im Job für sich einkreisen können (siehe auch in den Online-Materialien unter ▶ http://extras.springer.com/2019/978-3-662-58160-5). Bitte lesen Sie die Aussagen und kreuzen Sie an: Bestimmen Sie, in welchem Maße die jeweilige Aussage für Sie zutrifft von
– 1: Trifft gar nicht zu bis
– 6: Trifft voll zu

◘ Tab. 7.2 Aggressionsscreening

Meine Stimme hilft mir, mich durchzusetzen.	1	2	3	4	5	6
Ich setze meine Stimme bewusst kraftvoll ein, um überzeugend zu wirken.	1	2	3	4	5	6
Wenn es die Situation verlangt, werde ich auch mal lauter.	1	2	3	4	5	6
Auch in lauten Räumen werde ich von anderen gut verstanden.	1	2	3	4	5	6
In größeren Gruppen hilft mir meine Stimme, mich zu behaupten.	1	2	3	4	5	6
Ich telefoniere gerne, weil ich dabei meine Stimme gezielt einsetzen kann.	1	2	3	4	5	6
Ich habe keine Angst vor Konfliktgesprächen, weil ich eine kraftvolle Stimme habe.	1	2	3	4	5	6
Ich lasse mich nicht unterbrechen, sondern spreche in meinem Rhythmus weiter.	1	2	3	4	5	6
Punkte insgesamt						
Durchschnittswert (:8) 1–2 geringer, 3–4 mittlerer, 5–6 hoher Aggressionswert						

7.6 Zusammenfassung

Aggression steckt in jedem von uns und macht sich in vielen kommunikativen Situation bemerkbar. Sie kann sich äußern als regulative Energie, als Zielstrebigkeit, Angriffslust, als Ausdruck von Selbstbewusstsein, Ehrgeiz, aber auch als Reaktion auf Irritation und Frustration. Die Grafik in ◘ Abb. 7.2 soll diese Kraft der Aggression illustrieren.

Aggression ist ein wichtiges, energievolles Skill für Ihre Stimme im Job. Hier fassen wir die wichtigen Aspekte noch einmal für Sie zusammen.

- **Das Wichtigste in Kürze: Kommunikative Anlässe der Aggression**
- Erfolge erzielen
- Klarheit schaffen
- Position beziehen
- Regulativ bilden
- Atmosphäre klären
- Fronten klären
- Konfrontation
- Kreative Auseinandersetzung
- Für die eigenen Ideale kämpfen
- Konkurrenten ausstechen

7

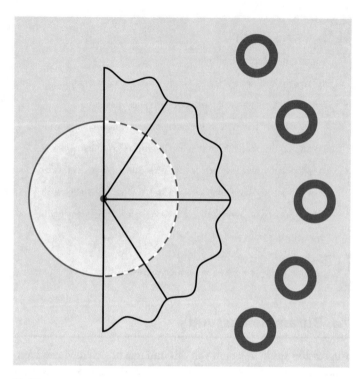

☑ **Abb. 7.2**   Aggression als lebendige Kraft im Job

■■ **Wirkung für die Stimme**
— Stimmkraft
— Leichtigkeit durch Unterdruck
— Angemessene Lautstärke
— Raumgreifende Tragfähigkeit
— Klare positive Klangvorstellung
— Fülle und Volumen
— klangorientierte Artikulation
— Standfestigkeit

Literatur

Zitierte Literatur

Bach GR, Goldberg H (2014) Keine Angst vor Aggression. Fischer, Frankfurt am Main, S 14
Bandura A (1971) Psychological modeling. Aldine & Atherton, Chicago
Bauer J (2011) Schmerzgrenze. Blessing, München, S 63, 64, 111
von Cube F (2011) Besiege deinen Nächsten wie dich selbst. Hirzel, Stuttgart, S 12
Dorsch F (1991) Psychologisches Wörterbuch. Huber, Bern, Abschnitt Aggression
Forsa – Gesellschaft für Sozialforschung und statistische Analysen mbH (2011) Gewalt in der Erziehung. Gruner und Jahr, Berlin
Heinelt G (1978) Umgang mit aggressiven Schülern. Herder, Freiburg i. B., S 20, 23, 24, 29

Literatur

Juul J (2016) Aggression. Fischer, Frankfurt am Main, S 107 f, 66, 32, 37, 38
Miller A (1983) Am Anfang war Erziehung. Suhrkamp, Frankfurt am Main, S 21
Spektrum.de (2018) Kampf oder Flucht (Lexikon der Biologie). ▶ https://www.
spektrum.de/lexikon/biologie/kampf-oder-flucht-reaktion/35305. Zugegriffen am 17.08.2018

Weiterführende Literatur

Bussmann K-D, Erthal C, Schroth A (2008) Wirkung von Körperstrafenverboten
(Studie). Recht Jugend Bildungswes (RdJB) 4: 404–421
Eagleton T (2012) Das Böse. List, Berlin, S 27
Gerrig RJ, Zimbardo PG (2008) Psychologie. Pearson, München
Heinelt G (1980) Kreative Lehrer, Kreative Schüler. Herder, Freiburg i. B.
Maikowski J (2007) Zur Deutung aggressiven Verhaltens innerhalb ethnisch-
kultureller (Gewalt-)Konflikte (Heidelberg Student Papers). Ortner, Dresden
Mitscherlich A (1970) Die Idee des Friedens und die menschliche Aggressivi-
tät. Suhrkamp, Frankfurt am Main
Nolting H-P (2014) Lernfall Aggression. Rowohlt, Reinbek bei Hamburg
Nolting H-P (2015) Psychologie der Aggression. Rowohlt, Reinbek bei Hamburg
Treichel J (1998) Aggression im Alltag. Vandenhoeck & Ruprecht, Göttingen
Wahl K (2009) Aggression und Gewalt. Spektrum Akademischer Verlag, Heidelberg
Weidner J (2011) Die Peperoni Strategie. Campus, Frankfurt am Main
Winnicott DW (1988) Aggression. Klett-Cotta, Stuttgart

3+1© Skills: Synergie

8.1   Das Plus! – 138

8.2   Was ist Synergie? – 140

8.3   Skills in Balance – 141

8.4   Rollenskills – 144

8.5   Profitieren vom Team – Synergieeffekte – 148

8.6   Rhythmisches Hin und Her – 149

8.7   Analog! – 151

8.8   Zusammenfassung – 154

Literatur – 155

Elektronisches Zusatzmaterial Die Online-Version dieses Kapitels (https://doi.org/10.1007/978-3-662-58161-2_8) enthält Zusatzmaterial, das für autorisierte Nutzer zugänglich ist.

© Springer-Verlag GmbH Deutschland, ein Teil von Springer Nature 2019
W. Föcking, M. Parrino, *Starke Stimme – Stark im Job*, https://doi.org/10.1007/978-3-662-58161-2_8

„Es ist unleugbar ein Buzzword, ein Modewort, bei dessen Klang sich dem einen die Nackenhaare aufstellen und der andere leuchtende Augen bekommt." (Kuhn 2005)

8.1   Das Plus!

» Anlass waren zwei Situationen, in denen ich Probleme mit der Stimme hatte. Die Stimme war plötzlich weg. Das fühlte sich mechanisch an, als ob da ein Haar im Hals ist. Ich habe es medizinisch abklären lassen, da kam aber nichts bei raus … alles in Ordnung. Dann haben wir angefangen, an der Stimme zu arbeiten. Wir machen viele interessante und ungewohnte Übungen und die Stimme wird kräftiger.

» Mir ging es aber auch ums Sprechen und ich habe gesagt, ich bringe mal Themen aus dem Job mit. Zuhause habe ich dann gesessen und überlegt, was erzähle ich denn mal. Ich habe mich gefragt, wie erlebe ich das Thema Stimme eigentlich im Job. Also das eine ist: Hier ist meine Stimme. Beim Stimmtraining hören wir sie uns an und arbeiten daran. Das andere sind die Inhalte und wie sie die Stimme beeinflussen – und umgekehrt! Das ist also mehr Psychologie als eigentlich Stimme. Aber da spielt die Stimme immer eine Rolle. Da sind also immer sowohl psychologische als auch physiologische Themen. (Aus dem Interview mit R. H.)

- **Stimme + 3**

Sprechen wir über Stimme im Job, so öffnen sich zwei Fenster (◘ Tab. 8.1): Stimmfunktion und Kommunikation. Es geht also um die Stimme selbst, aber auch um ihren alltäglichen Einsatz im Berufsleben. Menschen aus verschiedensten Kontexten mit jeweils individuellen Charaktereigenschaften treffen sich in einem gemeinsamen beruflichen Feld und müssen sich verständigen! Um in unserem Trainingskonzept den psychosozialen Anteilen der Kommunikation gerecht werden, dabei aber die Stimme nicht aus dem Blick zu verlieren, arbeiten wir mit den drei Skills Empathie, Integrität und Aggression (◘ Tab. 8.1).

◘ **Tab. 8.1**   3+1© Stimme, Skills und Synergie

Stimme im Job			
Stimmfunktion		Kommunikation	
Basisfunktionen	Add-on-Funktionen	Psychologische Aspekte	Soziale Aspekte
Skills			

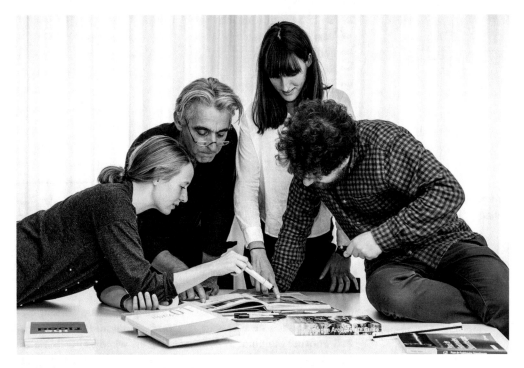

Abb. 8.1   Stimmliche Synergie im Job

In ihrer Unterschiedlichkeit zeigen sie das Spektrum kommunikativer Aspekte bei der Begegnung von Menschen. Andererseits sind sie immer eng an stimmlichen Äußerungen gekoppelt. Denn die Stimme ist eines der wichtigsten ausführenden Organe dieser Skills.

Um im Gespräch gut im Kontakt zu sein, ist die Stimme empathisch, das heißt einfühlsam, anpassungsfähig, und flexibel in Bezug auf Lautstärke, Stimmungslage, Modulation oder Tempo (Abb. 8.1).

Gleichzeitig ist es wichtig, sich in den Wirren des Alltags genügend abzugrenzen, um die Wahrnehmung für uns selbst nicht zu verlieren. Unsere Stimme gibt uns Hinweise über uns selbst und unser Befinden – wenn wir hinhören und -spüren! Sie zeigt uns, ob es uns gelingt, unsere Integrität in verschiedensten Gesprächssituationen, inmitten von beruflichem Stress, Anforderungen, Konkurrenzdruck etc. zu wahren.

Und wie ist es, wenn Sie mutig Kante zeigen? Dürfen Sie laut sein? Laut lachen? Eigenwillig sein? Mit der Stimme spielen? Oder gehört es sich nicht? Wenn man Sie wahrnehmen soll, gehen Sie ran und zeigen Ihr aggressives Stimmpotenzial. Fügen wir den drei Skills nun das Plus hinzu:

■   **3+1© Synergie im Job**
— Was ist Synergie?
— Skills in Balance
— Rollenskills
— Synergie im Gruppenkontext
— Rhythmische Synergieeffekte
— Synergie ist auch analog!

8.2   Was ist Synergie?

Synergie: Die Kuppeln von Fuller!

Zunächst einmal bedeutet Synergie Zusammenwirken oder Zusammenarbeiten verschiedener Teile oder Kräfte. Einer, der den Begriff Synergie in ganz besonderer Weise verwendete, war der amerikanische Architekt und Philosoph Richard Buckminster Fuller (1895–1983). Er hat faszinierende Konstruktionen erschaffen, die die Bedeutung von Synergie wunderbar aufzeigen: Seine rund erscheinenden Kuppeln bestehen aus lauter Dreiecken, die so zusammengefügt sind, dass sie sich gegenseitig halten. Gemeinsam bilden sie eine Kuppel, der sie durch ihren Zusammenhalt enorme Stabilität verleihen. Nehmen wir diese Gebilde als Prototypen synergetischer Neuschöpfungen, so begreifen wir, warum Synergie als Modewort taugt.

> **Synergie**
>
> Synergie ist das Zusammenwirken vieler Einzelteile mit dem Resultat, dass daraus etwas Neues, Größeres entstanden ist.

■   **Zum Beispiel**

Mit etwas Glück findet man einen Partner, der passt, der das Leben auf besondere Weise vervollständigt, reicher macht. Dies gilt für eine Liebesbeziehung, aber auch für eine berufliche: In Hochleistungsteams entstehen Synergien, weil sich die Mitglieder in ihren Kompetenzen ergänzen. Jeder wird gemäß seinen Fähigkeiten eingesetzt, gefordert und für das Ganze gebraucht. Gemeinsam sind sie stark!

Synergieeffekte durch gelungene Fusionen in Wirtschaft und Privatleben

Im Human Ressource Management wird darüber nachgedacht, wie zur Förderung der Effektivität Synergien in Teams entstehen können. Die Arbeits- und Organisationspsychologie interessiert sich für die Bedingungen, unter welchen „eine Gruppenproblemlösung oder eine Gruppenentscheidung der Leistung des besten Einzelnen oder der Summe der Einzelleistungen überlegen ist. Synergie tritt v. a. bei komplexen Problemen auf, wenn die Personen, die über heterogene Informationen verfügen, am Problem interessiert sind, in ihren persönlichen Beziehungen zueinander nicht belastet sind und die Gruppe nicht mehr als fünf bis sieben Mitglieder umfasst" (Gabler 2018).

Synergieeffekte werden erwartet, wenn Wirtschaftsunternehmen fusionieren. Dabei geht es natürlich vor allem ums liebe Geld. Nimmt man die Fusionspläne mit Humor, so liegt der Vergleich mit einer Hochzeit nahe: Man entscheidet sich zusammenzuziehen, kann zwei Hausstände zusammenlegen und spart eine Menge Posten ein. Viele Dinge des täglichen Lebens braucht man nur noch einmal – von der Einbauküche bis zum Bettvorleger. Ein toller Synergieeffekt! Die Wirklichkeit zeigt, dass erwartete Effekte auch ausbleiben können. Sowohl im Makrohaushalt „Wirtschaftsunternehmen" als auch im Mikrohaushalt „Ehegemeinschaft" enthüllen sie sich gelegentlich als Illusion. Fälle, in denen Geschäftsübernahmen unerwartet kostspielig wurden, sind keine Ausnahme: „In einer Bain-Studie, so Berater Geoffrey Cullinan und seine Koautoren, gaben rund zwei Drittel der befragten 250 Führungskräfte zu, die Synergien bei Übernahmen regelmäßig überschätzt zu haben" (Kuhn 2005).

In verschiedensten Bereichen kann eine gute Idee der Vernetzung zu gelungenen Synergien führen, wie zum Beispiel zwischen Kunst und Wirtschaft, wenn eine Galerie die Flure eines Unternehmens zu regelmäßig wechselnden Ausstellungen nutzt.

8.3 Skills in Balance

Für Stimme im Job verwenden wir den Begriff der Synergie und meinen damit das effektive Zusammenwirken der drei Skills. Genauso wie wir gekonnt auf einer Balancierscheibe stehen und flexibel und locker hin und her schwingen (◘ Abb. 8.2), reagiert die Stimme im Gespräch durchlässig und geschmeidig und kann jede Sprechsituation mühelos, anstrengungsfrei meistern. Je nach Situation hat sie Zugriff auf die angemessene Stimmung und den passenden stimmlichen Ausdruck.

> Zwischen Reden, Motzen, Lachen … Kommunikation ist ein Balanceakt der Skills!

> ❯ **Stimmliche Synergie im Job entsteht, wenn die drei Skills situationsadäquat ausgeglichen eingesetzt werden und die Stimme eine angemessene (Ausdrucks-)Kraft hat.**

Grundsätzlich benötigen wir in jeder Situation immer alle Skills. Sie arbeiten stets eng zusammen, haben aber alle unterschiedliche Spezialisierungen.

Spielen wir doch mal mögliche Kombinationen der Skills durch.

▪ Empathie und Integrität

Wenn ein Bergsteiger bei Gewitter in der Wand hängt und sein Wanderkollege ist in Not, so kann er ihn nur retten, wenn er selbst festhängt. Dieses eigene Gesichertsein ist ein gutes Bild für die Bedeutung der Integrität. In dieser (Not-)Situation fungiert sie als Komplement zur Empathie. Empathisch helfen kann ich nur dann, wenn ich safe bin, sonst riskiere ich die eigene Unversehrtheit. Im übertragenen Sinne: Nur wenn ich mir meiner selbst bewusst bin,

8

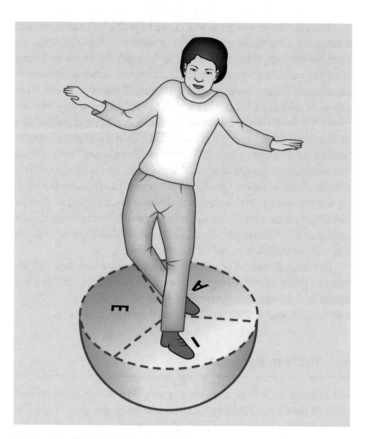

◨ **Abb. 8.2**   Skills in Balance: die Balancierscheibe

mich abgrenze, kann ich mich dem anderen offen und einfühlsam zuwenden. In dieser Differenz zwischen mir und dem anderen entsteht Mitfühlen. Empathie und Integrität sind somit zwei Seiten einer Medaille.

Integrität sichert Empathie.
Übungen zur Integrität
▶ Abschn. 3.2.1, 3.2.2

Außerdem ist ein Mensch, wenn er nur empathisch ist, ohne ausreichend Integrität zu besitzen, im Gespräch wenig kreativ und unterhaltsam. Er ist wie ein Echo: Das Gegenüber fühlt sich vielleicht verstanden, kann hervorragend eigene Themen, Probleme oder Ideen ausbreiten. In bestimmten Situationen mag das angemessen sein, doch grundsätzlich nimmt der andere seine eigene Person zurück. Er fehlt als Widerlager, als kreativer Partner, der eigene Bedürfnisse hat und ins Gespräch einbringt. Wollen wir ein Gegenüber für den anderen sein, sind Empathie und Integrität in gleichem Maße, flexibel eingesetzt, nötig.

■ **Empathie und Aggression**

Empathie federt
Aggression ab.
Übungen zu Empathie
▶ Abschn. 3.1.3, 3.2.1

Um engagiert für ein Projekt kämpfen oder einen vielversprechenden Deal an Land ziehen zu können, sollte man beherzt an die Sache gehen. Ohne eine Mindestbrise an Aggression wäre hier kein Tannenbaum zu gewinnen. Warum aber wirken solche

Menschen oft herzlos? Kalte blutleere und spröde Machtmenschen, die ihre Entscheidungen am Reißbrett treffen? Aggression geht häufig einher mit einer Aktivierung der persönlichen Scheuklappen. Das Gefühl fürs Ganze und für die eigene Rolle im Team und im Gesamtverbund des Unternehmens geht verloren. Empathie? Fehlanzeige! Wer die Belange der Kollegen und Mitarbeiter aus dem Auge verliert, läuft Gefahr, irgendwann isoliert auf verlorenem Posten zu stehen. Ist das aggressive Rangeh-Potenzial aber mit Empathie gepaart, sind die Aussichten auf Erfolg größer und vor allem nachhaltiger.

■ **Integrität und Aggression**

Erfolg macht süchtig. Und manchmal gehen im Eifer des Gefechts die eigenen Werte und Regeln über Bord. Aggressiv auf der Überholspur und die Integrität landet auf dem Abstellgleis. Zum Glück holt die Realität auch solche Machtstrategen, deren Werte schwammig und unterentwickelt sind, früher oder später ein. Sei es der milliardenschwere Social-Media-Konzern, der sich dazu gezwungen sieht, mittels einer groß angelegten Imagekampagne neue Integritätsregeln zu propagieren, oder die Automobilindustrie, die sich in Folge eines aufgeflogenen Täuschungsmanövers mit hohen Strafzahlungen und einem Imageverlust konfrontiert sieht.

Eine ausgewogene Mischung aus Integrität und Aggression lässt sich vorstellen bei einem Menschen, der etwas eigenwillig bis eigenbrötlerisch ist, dabei aber entschieden und mutig vorgeht. Er sprüht vor Entscheidungsfreude, innerer Ruhe und Ausgeglichenheit, lässt sich nicht abbringen vom eigenen Weg und hält besonnen und ausdauernd an den eigenen Ideen fest.

> Integrität und Aggression sind passende Ingredienzien für Entscheidungsfreude. Übungen zu Aggression
> ▶ Abschn. 3.1.1, 3.1.2

■ **Skillverteilung**

Die Skills stehen uns flexibel zur Verfügung. Je nach Charakter ist die erforderliche Mischung bei jedem anders. Fallen Ihnen Kommunikationsfallen ein, in die Sie immer wieder tappen? Weil Sie zu wenig aggressiv oder zu wenig empathisch sind?

> Wie flexibel setzen Sie Ihre Skills im Alltagsgeschäft ein?

In welcher Mischung setzen Sie Ihre Skills in den unterschiedlichen Situationen im Job ein:

− Bei einer Prüfung
− Bei einem anspruchsvollen Vortrag
− Für ein Bewerbungsgespräch
− Für ein Mitarbeitergespräch
− Für ein Konfliktgespräch
− Beim Küchenplausch
− Wenn Sie jemanden loswerden möchten
− Wenn Sie jemandem aus dem Weg gehen möchten
− Wenn Sie einen Gefallen von jemandem haben möchten

Gibt es aktuelle Gesprächssituationen, die Sie aus der Perspektive der Skillverteilung betrachten oder klären können? Verwenden Sie

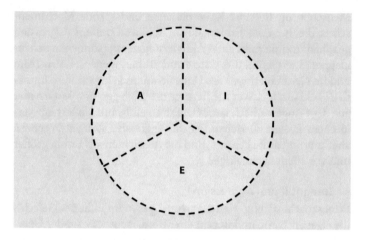

◘ Abb. 8.3 Skillverteilung im Job

8

bei den Überlegungen den Kreis in ◘ Abb. 8.3. Wie sieht bei den jeweiligen Situationen die Skillverteilung aus, damit die Balance stimmt?

8.4 Rollenskills

❯❯ Der eine inhaltliche Aspekt von Stimme ist, in welcher Rolle agiere ich eigentlich gerade. Und der zweite ist die Frage, weiß ich eigentlich schon, was ich sagen will, also, wie gut bin vorbereitet auf die Sprechsituation. Das ist also mehr Psychologie als ein physiologisches Thema, als eigentlich Stimme. Dabei spielt die Stimme immer eine Rolle (Aus dem Interview mit R. H.).

Wir spielen unterschiedliche Rollen und switchen mehrmals täglich!

An Ihrem Arbeitsplatz, in Ihrem Team nehmen Sie im Laufe eines Arbeitstages unterschiedliche Rollen ein. Das fängt bereits im Fahrstuhl an. Schon wenn Sie mit einer Kollegin einen lockeren Plauderton anstimmen, weil Sie sie auch privat kennen, ändern sich Ihre Haltung und Ihr Tonfall schlagartig, sobald der Chef in den Fahrstuhl steigt. Im Konzeptionsteam Ihrer Abteilung schlüpfen Sie vielleicht in die Chefrolle, weil Sie das neue Projekt koordinieren werden. Am Nachmittag auf der Messe wechseln Sie vom Verkäufer zum eloquenten Vortragenden und im Anschluss an der Bar zurück zum halbprivaten Smalltalker.

■   **Die Rolle meines Lebens**
Unterschiedliche Settings erfordern unterschiedliche Rollen. So unterschiedlich diese auch sind, sind sie doch immer Facetten unserer Persönlichkeit. Die Tiefenpsychologie, vornehmlich ihr

wichtigster Vertreter Carl Gustav Jung, hat dafür den Begriff der Persona geprägt. Dieser greift zurück auf Theateraufführungen der alten Griechen. Um unterschiedliche Rollen verkörpern zu können, setzten die Schauspieler Masken auf, durch welche sie hindurchtönen mussten: per sonare! Die Stimme tönte durch die Maske hindurch und gab der Rolle ihre Sprache und ihren Ausdruck. Unter dem Aspekt der Persona hat Rolle also immer schon mit Stimme zu tun!

Ich kann mich vielleicht ein wenig, aber letztlich nicht hinter meiner Rolle verstecken. Jede Rolle ist Teil von mir. Durch den Ausdruck meiner Stimme bin ich in Kontakt mit der Umwelt, zeige mich je nach Situation und Rollenerwartung. „Trotz ihrer habituellen und darum zumeist auch automatischen Funktionsweise darf also die Persona niemals so undurchdringlich werden, dass man die individuellen Charakterzüge, die sie verdeckt, nicht zumindest ahnungsweise hinter ihr erspüren kann." (C. G. Jung, nach Jacobi 2001). Wie wir morgens vor dem Kleiderschrank stehen und das angemessene „Kostüm" für die heutige „Vorstellung" auswählen, so wählen wir unbewusst unsere Persona für die Rolle der Alltagssituation. Der Kleiderschrank gehört uns und wir haben alles, was darin ist, selbst ausgewählt. Manches ist leger, manches bequem, anderes offiziell. Auch wenn ein Fehlkauf dabei ist, den wir mal austesten, so liegt die Kleiderwahl letztlich in unserer Hand. Passt uns ein Kleidungsstück partout nicht, weil es zu eng oder die Farbe zu grell ist, geben wir es in die Altkleidersammlung. Auch Anteile der Persona, aus denen wir herausgewachsen sind, können wir ablegen oder zumindest umfärben. Manchmal behalten wir diese Persona länger, als es der aktuellen Lebenssituation angemessen wäre. Wir hängen an ihr, obwohl wir schon längst realisiert haben, dass sie uns nicht mehr passt. Die Persona gehört zu uns und wir können in bestimmten Situationen souverän in eine ihrer Facetten hineinschlüpfen.

> ❯ „Die Persona ist ein Kompromiß zwischen Individuum und Sozialität über das, als was einer erscheint" (C. G. Jung, nach Jacobi 2001).

■ **Rolle und Stimme**

Die Rollen, welche ich in verschiedenen gesellschaftlichen Kontexten einnehme, haben Einfluss auf die Stimme: Mit kleinen Nuancen variiert sie und zeigt sich mal privat, mal öffentlich. Es gibt die Amtsstimme, die Machtstimme, die „Ich-will-wasgutmachen"-Stimme oder die „Kannst-du-mir-einen-Gefallen-tun"-Stimme. Je nach Rolle und der damit einhergehenden Erwartungen an Stimmfarbe, -kraft und Modulation wird unsere Klangvorstellung (▶ Abschn. 2.2.3) völlig selbstreguliert die Stimmgebung mal härter, weicher, lauter, leiser, kräftiger, sanfter gestalten.

8

> » Dann spricht man plüschiger, wenn es nett sein soll! Aber
> wenn man tatsächlich die Botschaft senden will: Du, ich hab'
> da was gesehen, das gefällt mir nicht! – da ist die Stimme
> dann schon anders. Ich führe kooperativ. Wenn ich etwas
> inhaltlich sagen möchte, da muss ich nicht ums Wort betteln.
> Da lehne ich mich zurück, hole tief Luft, und alle hören zu! Das
> klingt jetzt patriarchalisch, aber so ist das nicht. Wichtig ist: Ist
> die Rolle klar oder nicht! (Aus dem Interview mit R. H.).

■ Führen und Leiten

Auch in Führungspositionen gibt es verschiedene Rollen

Sind Sie in einer Führungsposition, klären Sie zunächst die Fragen nach Ihrem Führungsstil und den Rollen, die sich daraus ergeben.

■■ Stilfragen

Wie sind die Hierarchien in Ihrem Unternehmen: flach oder steil? Autoritär oder demokratisch? Oder entscheiden Sie sich eher für eine Mischung, die Sie dann aber transparent ausdifferenzieren sollten?

Sind Sie der Löwe, der, wenn nötig, laut „brüllt" und alle hören zu? Der den Kopf hinhält, Verantwortung für die Mitarbeiter übernimmt, Integrität und Aggression ausstrahlt: gerecht, zuverlässig aber vielleicht etwas unnahbar? Oder sind Sie die weise Eule, die mit ruhig, klarer Stimme ihre Vorstellungen vorträgt und in Kontakt mit dem Gegenüber ist?

Vielleicht sehen Sie sich irgendwo dazwischen? Gäbe es eine Skala von 1 bis 10, 1 wäre die Eule und 10 der Löwe. Wo sehen Sie sich auf dieser Skala?

Wie ist Ihr „Tone of the top"? Ist er glaubwürdig, da die aufgestellten Regeln auch von Ihnen als Chef eingehalten werden und transparent sind?

■■ Die ganze Bandbreite

Genau wie jeder andere Mitarbeiter, sollten Sie auch als Führungsperson über eine Palette an Rollen verfügen. Je nach Situation können Sie flexibel auf diese zugreifen. Wollen Sie zum Beispiel ein Konfliktgespräch führen, sollten Sie im Vorhinein entscheiden, welchen „Hut" Sie aufsetzen, das heißt in welche Rolle Sie für den konkreten Fall schlüpfen wollen: in die des Chefs oder in die des Kollegen auf Augenhöhe. Handelt es sich um …

- ein strukturelles Problem, das mit der Organisation zu tun hat, ist es sicherlich ratsam, den Chefhut zu tragen, um im Zweifelsfall auch unliebsame Entscheidungen treffen zu können. In solchen Situationen ist Integrität, wahrscheinlich auch Aggression gefragt.
- ein Gespräch, bei dem es zum Beispiel um persönliche Probleme des Mitarbeiters geht oder seine Ziele für das nächste Jahr formuliert werden sollen, ist empathisches Sprechen durchaus angemessen.

◘ **Tab. 8.2**   Skillverteilung in der Führungsrolle

Skill	Rollenerwartung	Stimme
Empathie	Sich einfühlen können, Zuhören, Vertrauen stiften	Ruhig, weich, resonant
Integrität	Eigenen Führungsstil verkörpern, innovative Ideen haben, Abgrenzung zur Konkurrenz, Blick für das Ganze, Ruhe ausstrahlen	Klar, voll, im Unterdruck
Aggression	Entscheidungen treffen, Konflikte aushalten, Verantwortung tragen, sich unbeliebt machen	Stabil, kraftvoll, päsent
Synergie: Kongruenter Tone from the Top!		

 — unliebsame Entscheidungen, dann sind Integrität und vielleicht eine Portion Aggression gefragt.
Flexibel durchlässiger, kongruenter Tone from the Top!
(◘ Tab. 8.2)

■ **Rollenspiele**

Ob gleichberechtigt im Team oder verantwortungsvoll in leitender Position: immer gilt es, sich flexibel in die eigene Rolle einzufinden. Zusammenfassend haben wir in ◘ Tab. 8.3 spielerisch die

Die Stimme unterstützt Sie in Ihrer Rolle – je nachdem!

◘ **Tab. 8.3**   Rollenlotto: Skillpärchen finden!

	Empathie	Integrität	Aggression
Empathie	Der Verständnisvolle Die aktive Zuhörerin Der Harmoniestifter	Der Aufmerksame Die Moderatorin Der Verteidiger Die Vermittlerin Der erfahrene Zuhörer Die Ratgeberin Die weise Eule	Kämpferin für die gute Sache Der konstruktive Streiter Die Kompromissschließerin Der Strenge, aber Gerechte Zuckerbrot und Peitsche
Integrität		Der souveräne Einzelkämpfer Die Besonnene Der Professor Die Geradlinige Die Problembenennerin Stilles Wasser Der Innovative Die Kreative	Der Entscheidungsfreudige Die Geschäftsführerin Die Wagemutige Der Überraschungsgenerierer Der weise Monarch Die souveräne Löwin
Aggression			Der Draufgänger Die Leidenschaftliche Der Kompromisslose Der Sich-Durchsetzer Die Generalin Die Herrscherin

Skills kombiniert und Ihnen mögliche Rollen, wie sie im Job vorkommen könnten, zugeordnet. Sehen Sie sich da irgendwo? Oder jemand anderen? Oder sehen Sie noch andere Typen?

8.5 Profitieren vom Team – Synergieeffekte

Leben im Rudel - Welch eine Erleichterung!

Menschliches Leben in Gruppen hat sich zunehmend bewährt und weiterentwickelt. Auch wenn uns immer wieder mal der Gruppenkoller plagt, so sollten wir dabei nicht vergessen, dass Gruppen eine „soziale Erleichterung" (Wellhöfer 2012) darstellen. Summa summarum geht es uns in Gemeinschaft mit unseren Mitmenschen besser als ohne sie. Der Mensch ist ein Rudeltier. In seinem Rudel kommuniziert er von morgens bis abends und zwar mit der Stimme. Im beruflichen Kontext arbeiten wir meist in einer sehr spezifischen Form der Gruppe, im Team.

Rudelkatalog

Die Gruppe
König und Schattenhofer (2012, S. 15 f.) definieren Gruppe als Zusammenschluss von 3 bis 20 Mitgliedern. Kennzeichnend für eine Gruppe ist eine gemeinsame Aufgabe oder ein gemeinsames Ziel und die Möglichkeit der direkten (Face-to-Face-)Kommunikation.

Die Institution
Eine Institution ist eine kulturell entstandene und eventuell auch „rechtlich abgesicherte Gestalt, in der Grundbedürfnisse des Menschen gewährleistet sind und an die Erwartungen gestellt sind" (König und Schattenhofer 2012, S. 15 f.). Eine Institution kann auch ein abstrakter Begriff für eine sich entwickelt habende allgemein anerkannte Instanz sein. Zum Beispiel kann man auch einen Menschen, der eine bestimmte Rolle ausfüllt, als Institution bezeichnen.

Das Netzwerk
Der Begriff des Netzwerks, dem auch das englische „networking" entspricht, bezeichnet eine lockere Vereinigung, die vor allem über Social Media miteinander kommuniziert. Hier geht es um unverbindliche Unterstützung. Teilnehmer eines Netzwerks haben ähnliche berufliche, soziale Ausrichtungen und vernetzen sich miteinander zwecks Informationsaustausch, sozialem Engagement, gegenseitiger Hilfestellung.

Das Team
Ein Team ist eine „Sammelbezeichnung für alle arbeits- und aufgabengezogenen Gruppen, deren Mitglieder kooperieren müssen, um ein gemeinsames Ziel zu erreichen" (König und Schattenhofer 2012, S. 18). Das Verzwickte am Team ist sein „Doppelgesicht" (ebd.): Zum einen ist es „Arbeitsinstrument zur Erfüllung einer Aufgabe", zum andern ein „soziales System, das eine eigene soziale Dynamik entwickelt und das Verhalten seiner Mitglieder prägt" (König und Schattenhofer 2012, S. 18).

Ärger im Team hat oft mit fehlender Kommunikation, über ungeklärte Strukturen oder Rollenerwartungen aneinander, zu tun. Häufig wird dies nicht erkannt oder geht im Alltagstrubel unter. Zeit für Kontaktaufnahme, ausführliche Teamsitzungen, Eröffnungs- und Abschlussrunden, in denen alle Mitglieder zu Wort kommen, und andere Teamrituale wirken sich positiv auf die

Handlungsfähigkeit und Motivation der Teammitglieder aus. Klare und transparente Rollenaufteilungen und Organigramme oder systemische Aufstellungen geben Sicherheit und Struktur.

In Feedbackrunden sollte möglichst vertrauensvoll und offen über die Themen reflektiert werden können. Will ein Team zum Hochleistungsteam avancieren, sollte es sich diesen Themen stellen.

Stimmforscher

Allgemein

- In welchen Gruppen bin ich aktiv?
- Wo fühle ich mich am wohlsten? Im kleinen Team oder eher in der großen Masse?
- Sind die Rollen in unserem Team geklärt?
- In welcher Rolle/in welchen Rollen agiere ich im Job?
- Bin ich da hineingerutscht, gedrängt worden oder ist sie für mich maßgeschneidert?
- Gibt es in meinem Team eine Atmosphäre, in der offenes Feedback möglich ist?
- Habe ich schon Synergieeffekte im Team erlebt?

Stimme im Team

- Und wie ist meine Stimme im Team?
- In welchen Gruppenkontexten ist meine Stimme leicht, kraftvoll, funktional?
- Warum ist sie das? Was gefällt mir daran?
- Was macht es der Stimme leicht, kraftvoll zu sein?
- Sind es eher Personen oder ist es die Raumsituation, die Einfluss auf die Stimme ausübt?

Im Team geht jeder in eine oder mehrere Rollen. Je nach Erfordernis des Arbeitsplatzes oder der Teamdynamik fallen einem die Rollen zu. In diesem Trubel hilft eine ausgewogene Balance der Skills: eine gute und flexible Mischung zwischen Zuhörenkönnen, Eingehen auf die Probleme anderer, aggressivem Durchsetzen von Ideen oder Zurückweisen von Überforderung oder einer gesunden Abgrenzung von dem Drumherum. Ihre Stimme stellt sich selbstreguliert auf die Situationen ein.

Skills in Balance – und die Stimme reguliert sich von selbst

8.6 Rhythmisches Hin und Her

Ein erfolgreiches Unternehmen oder ein funktionierendes Team ist in den alltäglichen Abläufen aufeinander abgestimmt. Vom Hausmeister bis zur Chefetage kennt jeder seine Rolle und wie er mit den anderen Teilen dieses Organismus interagieren muss, damit es sich lebendig weiterentwickeln kann. Es entsteht ein Flow, in dem alle Arbeitsschritte rhythmisch ineinandergreifen. Kommt die Gesamtbewegung durch eine Störung ins Stocken, beginnt das System zu ruckeln und zu hinken. Es kommt zu Stauungen oder zu Chaosphasen. Der Störfaktor muss vom Organismus ausgespuckt oder in ihn integriert werden. Dann hat sich der Flow durch die Störung vielleicht verändert, ist aber wiederhergestellt. Wichtigste Basis dieses Flows ist der Rhythmus.

> **Im Großen wie im Kleinen ist unser Leben von Rhythmen bestimmt: von der wiederkehrenden Jahresplanung, dem Tagesablauf im Job bis hin zu dem feinen Rhythmus unserer Stimmlippenschwingungen beim Sprechen.**

■ **Stimme ist Rhythmus**

Eine klangvolle und belastbare Stimme ist das Resultat einer rhythmischen Abfolge von Öffnungs- und Schließphasen der Stimmlippen. Gerät die Schwingung aus dem Rhythmus, mischen sich Geräuschanteile in den Stimmklang. Die eigentlich rhythmisch schwingenden Stimmlippen beginnen zu krächzen, geraten aus dem Takt. Heiserkeit, Rauigkeit oder Behauchtheit und eine rasche Erschöpfung der Stimme sind die Folge.

Sprechen Sie im Team mit rhythmischer Stimmgebung, wirkt dies angenehm, je nach Stimmungslage beruhigend oder belebend. Vielleicht gelingt es sogar, dass Sie andere durch Ihren Schwung mitreißen. Eine unrhythmische Stimmgebung wirkt dagegen beunruhigend oder ermüdend auf den Gesprächspartner oder Zuhörer.

Rhythmus bringt Schwung in Stimme und Sprechen und
− motiviert
− aktiviert und belebt
− hebt die Stimmung
− ermöglicht dem Zuhörer, sich in das Gesagte einzuschwingen und
− verbessert dessen Aufnahme- und Konzentrationsfähigkeit

Aus dem Rhythmus zu sein
− strengt die Stimme an
− macht sie rau
− ermüdet Sprecher und Zuhörer

■ **Turn-taking**

Das sogenannte Turn-taking, ist der Ausdruck für dieses rhythmische Hin-und-Her im Gespräch. Grundsätzlich hängen die Konventionen, nach denen das Turn-taking abläuft oder bewertet wird, stark vom kulturellen Hintergrund der Sprecher ab. In Sprachgemeinschaften, in denen eher schnell und viel, also temperamentvoll und heißblütig besprochen wird, herrschen ganz andere Regeln als in ruhigeren, sprachlich reduzierteren Gemeinschaften, in denen zum Beispiel ein Ins-Wort-Fallen als unhöflich empfunden wird.

Kriterien für die Beschreibung des Turn-takings sind, wie oft Sprecher sich abwechseln und vor allem in welcher Form dieser Wechsel stattfindet. Kommt es zu Pausen? ▶ Kap. 6. Wie lang sind die Pausen, entsteht ein (peinliches) Gefühl des sich Anschweigens? Zu Überlappungen kommt es, wenn man sich gegenseitig ins Wort fällt und gleichzeitig spricht. Ab wann wird dieses gleichzeitige Sprechen als störend empfunden? „Hey, lässt du mich mal ausreden?" Wird ein Sprecher durch einen anderen brüsk unterbrochen, obwohl er das Ende seiner Rede nicht markiert hat, könnte das als „Verletzung des Rederechts" gewertet werden. Das Turn-taking ist nicht im Flow. Der richtige Moment für den Sprecherwechsel wurde nicht gefunden.

Stimmforscher
Der richtige Moment
Achten Sie bei der nächsten Teamsitzung mal auf den Rhythmus des Gesprächs: Wie schwingen sich die Redeanteile von einem Teilnehmer zu anderen? Wann entstehen Pausen und wer spricht in welchem Tempo und in welcher Laustärke?

Sie können ja mal versuchen, Ihren Redeanteil in den Gesamtrhythmus einzuweben und Ihre Stimmgebung dem allgemeinen Duktus anzupassen.

Oder Sie entscheiden sich dafür, an bestimmten Stellen den Gesamtfluss bewusst zu unterbrechen und einen aggressiven Kontrapunkt zu setzen. Erwischen Sie den richtigen Moment und reißen Sie den Gesamtrhythmus um, dann geht's nach Ihrer Vorgabe weiter. Zögern Sie einen Augenblick zu lange und preschen an der falschen Stelle nach vorne, wird Ihr Vorstoß als unpassend empfunden und nicht in den Flow integriert. Sie sind aus dem Rhythmus.

❯ Rhythmus gibt dem Sprechen eine übergeordnete Struktur und damit Stabilität und Kraft. Im Rhythmus sein mit sich und anderen: Synergie!

8.7 Analog!

Stimme ist komplex! Wir sprechen über Stimme im Job und machen ein riesiges Fass auf. Grund für diese gelegentlich diffus anmutende Komplexität ist, dass die Stimme eines der wichtigsten analogen Kommunikationsmittel ist.

Stimme ist ein analoges
Kommunikationsmittel

Das Gegenteil von analog ist digital. Bei der digitalen Kommunikation geht es um klare Fakten und Daten, um eindeutiges Wissen, das kopierbar und ohne Informationsverlust an andere weiterzuleiten ist (Wellhöfer 2012). Computersprache ist digital. Das Analoge ist dagegen metaphorisch, interpretierbar und uneindeutig. Die Übersetzung von digitaler in analoge Sprache verursacht oft Probleme und führt zu Missverständnissen. Die beiden Sprachen korrespondieren nicht unbedingt miteinander, sind nicht kongruent.

▪ Smile!

Analog ist diffus und
interpretierbar

Analoge Kommunikation hat ihre „Wurzel in der frühen Entwicklungsgeschichte des Menschen, besitzt tiefer liegende Gültigkeit als die viel jüngere verbale digitale Sprache" und betrifft die „Beziehungsebene" (Wellhöfer 2012).

Im beruflichen Kontext werden analoge Gesprächssituationen zunehmend durch digitale Kommunikation wie Mail, SMS, Whatsapp ersetzt. Um sie emotional anzureichern, gibt es jede Menge Emojis – Jung und Alt verwenden diese gelben Punkte! Immer ausgefeilter werden die Gesichtsausdrücke, versuchen kleinste Nuancen möglicher Stimmungen auszudrücken. Mit Variationen verschiedenster Stellungen von Mundwinkeln und -öffnungen, Augen, Zunge oder Stirnfalten bemüht sich die digitale Kommunikation um analoge Ingredienzien. Ganz ohne geht Kommunikation eben nicht.

▪ Analoges Kontexten

„Viertel vor zehn." Diese Angabe macht als Information nur dann Sinn, wenn sie in einem bestimmten Kontext verwendet wird, nämlich als Antwort auf die Frage nach der aktuellen Zeit im Bezug auf unser Zeitsystem: Der Tag hat zwölf Stunden, die Stunde sechzig Minuten usw. Ich weiß also, dass die Hälfte des Tages ebenso näher rückt wie die volle Stunde. Ich weiß, wie lange es noch bis zur Mittagspause oder bis zum nächsten Meeting dauert.

Das Ganze ist die Summe
seiner mitschwingenden
Kontexte – und die müssen
wir kennen

Bei der optischen Darstellung der Zeit können wir zwischen zwei verschiedenen Möglichkeiten wählen. Eine Uhr mit Zeigern zeigt mir die Zeit analog, als momentanen Ausschnitt im Gesamtzusammenhang. Eine digitale Anzeige unterschlägt diesen Blick aufs Ganze und präsentiert mir nur den Ausschnitt. Den Rest muss ich als Kontext kennen, sonst sagt er mir nichts.

▪ Stimmstimmungsbarometer

Stimme ist analog. Sie transportiert emotionale Kontexte. „Der Ton macht die Musik." Untertöne wie Ironie, Sarkasmus, Schmeichelei können Spuren im Stimmklang hinterlassen, die die Beziehungsebene eines Dialogs stark beeinflussen.

Ob wir es wollen oder nicht, wenn wir sprechen, zeigt unsere Stimme unserem Gegenüber einen Reigen an Emotionen.

Auf atmosphärischer Ebene „geht die Post" ab. Vielleicht sagen wir nach einem Gespräch „Irgendetwas war komisch!" und meinen damit genau diese unterschwellig mitschwingende Emotionalität, die wir im Stimmklang des anderen aufgefangen haben.

■ **Die Stimmfunktion ist analog**

Immer sind alle Funktionen unserer Stimme (▶ Kap. 2) gemeinsam aktiv und halten alle Klangvarianten für unser Sprechen bereit. Neben dem intendierten Klang der Seriosität bei einem Vortrag schwingt vielleicht zusätzlich ein leichtes Zittern mit, weil ich nervös oder gestresst bin.

Funktionales Stimmtraining hat deshalb immer einen analogen Blick auf die Stimme. Das heißt, es hat immer das Ganze der Stimme im Fokus. Einzelne Funktionen können isoliert bearbeitet werden. Sie müssen sich aber wieder ins Gesamtgefüge reintegrieren. Wurde zum Beispiel die Dynamik der Stimme durch das Crescendo (▶ Abschn. 3.1.2) gestärkt, kann das einen Einfluss auf die Gesamtbalance der Stimme haben. Als Ausgleich muss dann gegebenenfalls die feine Schleimhautschwingung gefördert werden, um der intensivierten Kraft eine schwingende Komponente zur Seite zu stellen.

Funktionales Stimmtraining arbeitet analog

■ **Skills sind analog**

Wie die Stimme so sind auch die Skills analoge Kompetenzen. Nicht ohne Grund nennt man sie soft! Sie können nur aus dem Kontext konkreter Situationen heraus verstanden und bewertet werden. Ein „Verdammt nochmal, es reicht!" oder ein „Oh, wie ich das liebe!" kann als isolierte Aussage vieles bedeuten. Erst der Kontext, das heißt die Situation und die Stimmqualität, mit der die Aussagen getätigt wurden, gibt ihnen ihre Bedeutung. Durch die Kontexte wird deutlich, ob die Aussagen aggressiv, empathisch oder doch ironisch gemeint sind.

Die kommunikativen Skills haben Einfluss auf die Qualität der Stimme. Hat jemand eine negative Klangvorstellung, das heißt, die Erwartungshaltung an die Stimme ist negativ, neigt er dazu, sich stimmlich zurückzunehmen: Er möchte seine Integrität schützen. Die Folge ist eine stimmliche Schonhaltung. Macht er das über einen längeren Zeitraum, wird das Stimmsystem geschwächt. Es sei denn, er kann eine konstruktive Aggression entwickeln und der Stimme neue Kraft verleihen. Oder jemand überlastet die Stimme durch zu viel Aggression, weil er nie ausgleichend in empathische Resonanz oder in den Unterdruck geht.

Sind die Skills in Balance, kann die Stimme leicht und selbstreguliert ihre verschiedenen Facetten aufeinander abstimmen. Ein flexibles Hin- und Herschwingen wie auf der Balancierscheibe, ein spontanes Reagieren auf äußere Gegebenheiten, macht sie zu effektiven kommunikativen Fähigkeiten, die im Job Synergieeffekte ermöglichen!

8

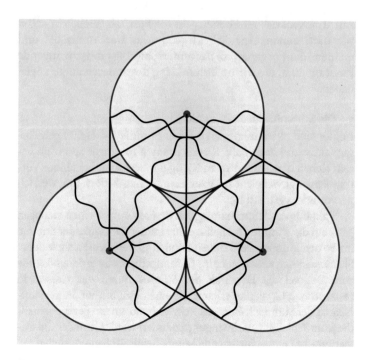

◘ **Abb. 8.4**   Stimmliche Synergie im Job

- **Synergie im Job: Ein analoger Traum (oder wovon träumst du nachts)?**

„Das kam gut rüber. Ja, so fühlt es sich gut an! Das saß! Da stimmte alles." Oft sind es nicht die Inhalte oder die Fakten, die im Dialog zählen, sondern das Wie, die Atmosphäre – das Analoge!

Im Sinne des aristotelischen Mottos „Das Ganze ist mehr als die Summe seiner Teile" entsteht durch das ungehemmte, freie Zusammenklingen einzelner Stimmen im Raum, das aufeinander Hören und Reagieren, eine Kraft, die dichter ist als die der Einzelstimmen: Gespräche laufen gut, es herrscht eine ausgeglichene Stimmung, das Turn-taking ist im Flow, Man lässt sich ausreden, hört sich zu, ist nicht vorsichtig, sondern aufrichtig: Die Stimmen dürfen kraftvoll sein. ◘ Abb. 8.4 soll diesen Zustand illustrieren.

8.8 Zusammenfassung

— Synergie der Skills bedeutet
  — Aktives Ausbalancieren der drei Skills Empathie, Integrität und Aggression
  — Gelingen einer kommunikativen Situation in Bezug auf Verständigung, eigene Grenzen wahren und Mitgestaltung

- Die drei Skills sind Spezialisten in jeweils unterschiedlichen Kontexten. Jede Situation verlangt einen anderen Einsatz der Skills.
- Skills in Balance: Führt zu erlebbaren Synergieeffekten bei Gesprächen im Job.
- Rollenskills: Unterschiedliche Rollen verlangen unterschiedliche Verteilung der Skills. Die Rolle, die ich im jeweiligen Kontext einnehme, hat Einfluss auf die Stimme.
- Um in der Führungsrolle kongruent sein zu können, sollte zunächst der Führungsstil geklärt werden. Daraus ergibt sich, wie die Stimme effektiv eingesetzt werden kann.
- Profitieren von der Gruppe: Im Team bin ich durch meine Stimme präsent. Schaffe ich gute Bedingungen für mich und meine Stimme, kann ich effektiv arbeiten und es kommt zu Synergieeffekten zwischen mir und den anderen Mitarbeitern.
- Wenn ich mich und meine Stimme in dem Trubel der Gruppendynamik angemessen durchsetze, abgrenze und dennoch offen für das Geschehen bin, kann ich von der Gruppe, meinem Team profitieren.
- Alles ist Rhythmus. Bin ich mit mir und den Abläufen im Job gut im Rhythmus, kann auch die Stimme rhythmisch und kraftvoll schwingen. Überforderung, Überlastung können aus dem Rhythmus bringen, was in der Stimme als Irregularität im Schwingungsverlauf hörbar werden kann.
- Synergie im Job ist ein analoges Phänomen! So wenig wie ich digital eindeutig über Stimme sprechen kann, kann ich Stimmungen im Job eindeutig festschreiben. Es geht um ein multiperspektivisches Betrachten der Gesamtsituation und um Beziehungsebenen. Wichtig ist das Hin und Her, der Prozess. Solange Bewegung in der Jobkiste ist, kann die Stimme schwingen!

Literatur

Zitierte Literatur

Gabler Wirtschaftslexikon (2018) Synergie. ► https://wirtschaftslexikon.gabler. de/definition/synergie-47512#panel-extended. Zugegriffen am 21.08.2018
Jacobi J (2001) Die Psychologie von C.-G Jung. Fischer, Frankfurt am Main
König O, Schattenhofer K (2012) Einführung in die Gruppendynamik. Auer, Heidelberg
Kuhn L (2005) Synergie? Harvard Business Manager 10/2005. ► http://www. harvardbusinessmanager.de/heft/artikel/a-617679.html. Zugegriffen am 21.08.2018
Wellhöfer PR (2012) Gruppendynamik und soziales Lernen. UVK, Konstanz, S 13, 55

Weiterführende Literatur

Epping-Jäger C, Linz E (Hrsg) (2003) Medien/Stimme. Dumont, Köln
Föcking W, Parrino M (2015) Praxis der Funktionalen Stimmtherapie. Springer, Heidelberg

Goffman E (2013) Wir alle spielen Theater. Piper, München

Hofer U (2016) Auf der Suche nach der eigenen Stimme. Chronos, Zürich

Lavagno C (2016) Der Ort der Stimme. Philosophische Überlegungen. In: Loch-Falge J, Heinze M, Offe S (Hrsg) Stimme, Stimmen, Stimmungen. Parados, Berlin, S 11–23

Loch-Falge J, Heinze M, Offe S (Hrsg) (2016) Stimme, Stimmen, Stimmungen. Parados, Berlin

Neuß S, Springer J (2000) Turn Taking – ein Überblick. Universität Bielefeld. ▶ https://www.techfak.uni-bielefeld.de/ags/wbski/lehre/digiSA/Kommunikation/Ausarbeitungen/turnTaking/ref0.html. Zugegriffen am 26.10.2017

Perin U (1999) Synergie. Zeit Online, 27. Mai 1999. ▶ https://www.zeit.de/1999/22/Synergie. Zugegriffen am 21.08.2018

Rohde CJ (2002) Geisteskörper. Eine Interpretation der Monadenlehre von Leibniz. Edition Das andere Buch, Osnabrück

Schreiber M-T (2012) Kongresse, Tagungen und Events: Potenzale, Strategien und Trends der Veranstaltungswirtschaft. Oldenbourg, München

8

Intermezzo II: Gender und Stimme

9.1 Genderforschung – 158

9.2 Das Stimmgender – 158

Literatur – 163

„Es hatte etwas Primitives, dass eine Frau – ich – auf eine männliche Stimme, so reflexartig reagierte, als hätte sie einen Balzruf gehört, selbst wenn es sich bloß um die Worte *Johnny Walker Black ohne Eis* in einer gut besuchten Bar handelte. So war das eben, nicht nur bei den Elchen und Seeelefanten, sondern auch in jeder Bar und jedem Nachtclub von hier bis New York und wieder zurück. So war die Natur. Es gehörte zum Paarungsritual. Seine Stimme." (T. C. Boyle 2017)

9.1   Genderforschung

Welchen Einfluss hat unsere Erziehung auf unser Verständnis von Mann- oder Frausein? Welche gesellschaftlichen Wertvorstellungen und Erwartungshaltungen verbergen sich hinter der Geschlechterrolle, die wir im Alltag einnehmen? Fragen wie diese stehen im Fokus der aktuellen Genderdebatte.

Deren wissenschaftliche Disziplin, die sogenannte Genderforschung, diskutiert, inwiefern der Unterschied zwischen Männern und Frauen ein soziales Phänomen und nur bedingt biologisch festgeschrieben ist. Während der Begriff **Sex** das biologische Geschlecht des Menschen bezeichnet, thematisiert **Gender** das soziale Geschlecht.

Die Geschlechterdifferenzen, die wir in unserem beruflichen und privaten Alltag erfahren, sind häufig verkrustete konventionelle Gewohnheiten, über die wir uns oft ärgern, in denen wir uns manchmal aber auch wohl fühlen, vielleicht sogar ausruhen. Judith Butler, eine der radikalsten Kritikerinnen der „Macht der Geschlechternormen" schreibt: „Gender ist eine Praxis der Improvisation im Rahmen des Zwangs" (Butler 2011). Wie viel des stereotypen Rollenverhaltens, das wir täglich als Mann oder Frau „spielen", ist denn biologisch determiniert, wie viel gesellschaftlich erlernt? „Außerdem spielt man seine Geschlechterrolle nicht allein" (Butler 2011). Das Genderthema soll daher vor allem aus der Perspektive gesellschaftlicher Teilhabe des Menschen diskutiert werden.

Genderforschung untersucht die sozialen Dimensionen von Geschlechterrollen

9.2   Das Stimmgender

Die Stimme ist ein sekundäres Geschlechtsmerkmal. Mit der Stimme streiten, diskutieren, verhandeln, flirten und verführen wir. Und schon sind wir in medias res. Auch unsere Stimme ist Teil der Genderdebatte!

■   **Studien, Studien, Studien**

So fand Widhalm (2017) im Rahmen ihrer teilnehmenden Beobachtungen von Gruppen heraus, dass Stimme sehr bewusst als „Geschlechtsorgan" wahrgenommen wurde. Kiese-Himmel (2016) spricht von „vokaler Attraktivität". Die „Stimme des Sprechers stellt einen Schlüsselreiz dar und setzt die Vorstellungkraft des Hörers in Gang". Die Entscheidung, ob der Eindruck von einem Menschen über die Wahrnehmung des Stimmklangs sich in Richtung Sympathie oder Antipathie bewegt „läuft sehr schnell ab" (ebd.).

Zahlreiche Studien zu diesem Thema untersuchten, ob es Kriterien dafür gibt, welche Stimmen allgemein als attraktiv bewertet werden und warum. Welche Stimmen finden Männer statistisch gesehen bei der Frau attraktiver, welche Männerstimmen Frauen? Ergebnis war, dass die eher tiefen Männerstimmen auf Frauen angenehm und attraktiv wirken. Der sonore Klang erweckt einen seriösen und vertrauenerweckenden Eindruck. „Tiefe Stimmen gelten insbesondere bei Männern als ein akustisches Korrelat für emotionale Reife, Seriosität, Kompetenz, Autorität, Wichtigkeit, Glaubwürdigkeit, Vertrauen, Sympathie (…), aber auch für Gesundheit, Kraft, Männlichkeit, Aggressivität, Dominanz – alles Eigenschaften von evolutionärem Vorteil." (Kiese-Himmel 2016). Andere Studien differenzierten dies noch einmal, indem sie nachwiesen, dass Männer mit tiefen Stimmen für Frauen zwar begehrenswerter wirken, die Frauen andererseits konstatieren mussten, sie seien aber unzuverlässiger und untreuer.

Dagegen wirken helle Frauenstimmen auf Männer attraktiv, implizieren eine jungen, mädchenhaften bis hilfsbedürftigen Eindruck.

Weitere Studien kamen zu dem Fazit, die Stimme müsse sich, um attraktiv zu sein, in einer eher mittleren Lage bewegen. „Eine zu tiefe wie auch eine zu hohe Stimme werden tendenziell eher als unangenehm empfunden – bei Frauen sowie bei Männern. Extreme stimmliche Ausdrucksformen sind demnach nicht attraktiv, sondern eher das Mittelmaß. Der erste Eindruck vokaler Attraktivität von Männerstimmen steht mit wahrgenommener Stärke in Zusammenhang; die vokale Attraktivität von Frauenstimmen ist mit Wärme, Sanftheit und Vertrauenswürdigkeit assoziiert" (Kiese-Himmel 2016).

▪ Stimmklischees

Die Beurteilung von Stimmen ist an tradierte Rollenklischees geknüpft: „Ist die Stimme der Frau tief, wird die Frau als dominant wahrgenommen" (Borkowsak und Pawlowski 2011, nach Kiese-Himmel 2016). Wenn eine tiefe Stimme beim Mann souverän und vertrauenerweckend wirkt, so tut sie das, statistisch gesehen, bei einer Frau noch lange nicht.

Vorlieben für Stimmen entstehen aus Stimmerfahrungen

▪ Skillklischees

Die basalen Skills Empathie und Aggression werden noch immer gegendert und polarisiert. Ein aggressiver Mann gilt als stark, mächtig und autoritär. Er hat „die Zügel in der Hand". Aggressive Frauen dagegen werden als „Zicke, die Haare auf den Zähnen hat", als unweiblich diffamiert. Dafür gelten Frauen als empathischer

Ist Empathie typisch weiblich und Aggression typisch männlich?

als Männer, verständnisvoller und gesprächiger. Ein Mann, ein Wort, eine Frau ein Wörterbuch. Klar: Klischees. Aber (nur) als solche nicht von der Hand zu weisen!

▪ Lebendigkeit zählt

Ein weiteres Resultat der Studie war, dass Stimmen als angenehm bewertet wurden, wenn sie gut intoniert waren. Also spielt nicht unbedingt nur die geschlechterspezifische Tonhöhe eine Rolle bei der Bewertung der Stimmen, sondern vor allem wie lebendig, rhythmisch und kraftvoll der Stimmdialog gestaltet wird.

▪ Stimmwechsel

Schauen wir nun auf einen biologischen Aspekt: die Stimmentwicklung. Vor dem Stimmwechsel in der Pubertät haben Jungen und Mädchen einen ähnlichen Stimmapparat. Mit den hormonellen Veränderungen setzt beim Jungen ein Wachstum des Kehlkopfskeletts mit einer Längen- und Breitenzunahme der Stimmlippen ein. Der Kehlkopf wächst um etwa einen Zentimeter nach vorne, wodurch der Adamsapfel entsteht. Der Kehlkopf tritt tiefer. Die Sprechstimmlage senkt sich um circa eine Oktave, weil mehr Masse schwingt. Bei etwa einem Fünftel der Jungen macht sich der Stimmwechsel als Stimmbruch bemerkbar. Die Stimme kippt abrupt nach oben oder unten, bewegt sich in Oktavsprüngen zwischen Brust- und Kopfregisterbereich.

Dieses Wachstum findet beim Mädchen in sehr viel geringerem Ausmaß statt, sodass sie es in seltensten Fällen überhaupt wahrnehmen.

▪ Stimme und Geschlechterrolle

Die (soziale) Funktion macht das Stimmgender

Die Größe des Kehlkopfs ist nicht allein verantwortlich für die Stimmlage. Viele Männer nutzen nicht die gesamte Masse ihrer Stimmlippen. Sie sprechen nicht mit der vollen muskulären Kraft, sondern höher, dünner, sanfter. Dies geschieht meist unbewusst. Es könnte zum Beispiel mit ihrem Rollenverständnis als Mann zu tun haben, das nicht dem klassischen Bild des „starken Typs" entsprechen will oder kann. Wieder einmal ist es die Funktion, die die Qualität der Stimme ausmacht.

Auch variiert die Größe des Kehlkopfs und hormonelle Störungen können das Kehlkopfwachstum beeinflussen.

Vielleicht sprechen Frauen tief, weil sie erfahren haben, dass sie sich in unserer Männergesellschaft mit einer tiefen Stimme besser durchsetzen konnten. Eine Studie der Universität Leipzig scheint diese Beobachtung zu bestätigen. Sie kommt zu dem Ergebnis, dass die mittlere Sprechstimmlage bei Frauen über 40 in den letzten Jahren deutlich abgesunken ist und sich der Abstand zur männlichen Sprechstimmlage auffallend reduziert hat. Da biologische Gründe auszuschließen sind, scheint die

Ursache in einem sich ändernden Rollenverständnis zu liegen (Berg et al. 2017). Unsere aktuellen Begegnungen mit jungen Frauen zwischen 20 und 30 in der Praxis oder in der Logopädieausbildung zeigen, dass sich dieser Trend ändert. Viele junge Frauen sprechen eher hoch und nutzen die volle Kraft ihrer Stimme nicht aus.

Die mittlere Sprechstimmlage (MSSL) der Frau ändert sich in den verschiedenen Zeitaltern in Abhängigkeit vom zugrunde liegenden Frauenbild. Und wir sprechen hier nur von deutschen Stimmen. In Italien, England oder Frankreich sieht das wieder anders aus. Wenn wir davon ausgehen, dass „die Existenzfähigkeit unserer individuellen Personalität grundsätzlich von diesen sozialen Normen abhängt, wird die Angelegenheit noch komplizierter" (Butler 2011).

In Bezug auf persönliche Vorlieben, Geschmäcker, soziale Konventionen, die unsere Bewertung von Stimmen prägen, zeigt sich, wie subjektiv und kulturell determiniert die Bewertungen von und Erwartungen an Stimmen sind.

■ **Pop(uläre)stimme**

Die Stereotypen vom attraktiven Mann mit der tiefen, sonoren Stimme und von der anziehenden Frau mit der hellen Stimme sind nicht überraschend. Man darf aber nicht vergessen, es sind statistisch errechnete Durchschnittswerte und daher natürlich nicht universell. So sind und waren immer auch helle, hohe Männerstimmen in der Popmusik en vogue. Der Singer-Songwriter-Typ, der leicht eingesunken hinter seiner Gitarre sitzt und introvertiert in selbstverfassten Texten von Liebe, Verzweiflung und Gefühlen singt, evoziert das Bild eines sensiblen, einfühlsamen Mannes: Ein Männerbild, das die Sehnsucht nach Verständnis und Nähe weckt, die durchaus auch erotische Momente in sich birgt.

■ **Stimmspeicher**

Früheste Erfahrungen mit Stimmen, die wir angenehm fanden, die Vorbildfunktion hatten oder erste erotische Erlebnisse prägen unsere Vorlieben. Nicht ohne Grund erinnern uns Stimmen an Menschen aus der Vergangenheit. Wir erkennen nicht sofort, warum uns jemand an einen alten Bekannten erinnert, bis wir plötzlich merken: die Stimme hat einen ähnlichen Klang!

Wir verfügen über eine Art Erfahrungs- und Erinnerungsspeicher von Stimmen, auf den wir aktuell beim Hören und Beurteilen von Stimmen zugreifen (▶ Kap. 2). Wir hören eine Stimme, vergleichen sie mit unserem Erinnerungsspeicher und bewerten sie. So kann es schon mal passieren, dass wir einen Menschen zunächst falsch einsortieren, weil seine Stimme uns an jemanden mit ähnlicher Stimme erinnert.

9

Gender im Job: Wie erlebe
ich das?

Sinnliches Näseln erleichtert
die Stimme

> **Stimmforscher**
>
> **Stimmgender im Job: Wie stehe ich dazu?**
>
> - Spielt es eine Rolle, ob ich ein Gespräch mit einem Mann oder einer Frau führe?
> - Kann ich dies am Klang meiner Stimme festmachen?
> - Kann ich es bei anderen heraushören?
> - Lache ich mehr bei einer Frau oder bei einem Mann? Wie klingt das Lachen? Gibt es einen Unterschied?
> - Nehme ich einen Mann mit einer hohen Stimme weniger ernst als einen mit einer tiefen Stimme?
> - Bin ich irritiert, wenn ich am Telefon das Geschlecht des Gesprächspartners nicht sofort identifizieren kann?
> - Genieße ich es, erotische Schwingungen zu empfinden, wenn ich mit einer Frau/einem Mann spreche?

▪ Erotisches Näseln

Näselnde Klanganteile in der Stimme beim Mann und bei der Frau werden vom Hörer als sinnlich empfunden (Habermann 1986). Im Französischen sind die stärker ausgeprägten nasalen Klanganteile dafür verantwortlich, dass die Sprache so verführerisch klingt. Auch beim lauten, freien Lachen zeigen sich im Klangspektrum viele nasale Klanganteile.

Wie kommt es zum Näseln? Hängt das Gaumensegel etwas lockerer als gewöhnlich, öffnet sich der Resonanzraum in Richtung Nase. Die Resonanzbildung im Nasenraum bereichert den Stimmklang mit Obertönen, die diesen näselnden Klang verursachen.

> ❯ Eine gut in den Stimmklang integrierte Nasenresonanz verleiht der Stimme nicht nur eine sinnliche Note, sondern auch Klarheit, Leichtigkeit und Tragfähigkeit.

Doch zu starkes Näseln würde als träge, unterspannt empfunden. Andererseits wird der Stimmklang bei eingeschränkter Nasenresonanz enger und fester und ließe sich – ganz im Gegensatz zum sinnlich Erotischen des näselnden Klangs – als streng, „borniert" oder „prüde" beschreiben. Es geht um eine angemessene Integration des Nasalen in den Gesamtklang.

Das Saxofon hat übrigens ähnliche Frequenzen. Man spricht darum auch vom „Näseln" des Saxofons. Vielleicht ist das Saxofon deshalb auch besonders im sinnlich-rotzigen Jazz zu Hause.

> **Stimmforscher**
>
> **Näseln**
>
> Wollen Sie Ihrer Stimme etwas Sinnlichkeit verleihen?
>
> Legen Sie Ihren rechten Zeigefinger außen an den rechten Naseflügel und tönen Sie ein „Mmmm!". Spüren Sie

> die leichte Vibration? Lassen Sie sich einen Moment Zeit. Öffnen Sie nun das „Mmmm" zu einem „Mmmmaaarmmmelade" und versuchen Sie, die Vibration auch beim „aaa" beizubehalten. Kiefer und Mundboden bleiben entspannt.
>
> Jetzt haben Sie das Näseln in Ihrem Stimmklang kennengelernt. Spielen Sie noch ein wenig damit. Wie fühlt es sich an? Kann die Stimme leicht und locker klingen?

- **Utopisch**

Die funktionale Stimme ist im Kontakt mit dem Gegenüber. Sie stellt sich flexibel auf die jeweils aktuelle Gesprächssituation ein. Jenseits der stereotypen Männer- oder Frauenstimme gibt es viele subjektive Graustufen, in denen wir Menschen uns stimmlich ausdrücken. Die Skills Empathie, Integrität und Aggression haben einen direkten Einfluss auf die Stimme, sind aber „genderless". Ob mein Stimmklang weich und warm oder forsch und hart ist, hat nichts mit meiner Genderzugehörigkeit zu tun. Vielleicht gelangen wir in nicht allzu weiter Zukunft an den Punkt, an welchem es gleichgültig ist, ob mein Gesprächspartner männlichen oder weiblichen Geschlechts ist. Und nur der Inhalt des Gesagten, die mitschwingenden Untertöne und vielleicht die erotische Anziehungskraft zählen.

Funktionaler Klang – flexibel jenseits der Genderdebatte

Literatur

Zitierte Literatur

Berg M, Berger T et al (2017) The speaking voice in the general population. J Voice 31(2):257.e13–257.e24. 0892-1997

Boyle TC (2017) Terranauten. Hanser, München, S 117 f

Butler J (2011) Die Macht der Geschlechternormen und die Grenzen des Menschlichen. Suhrkamp, Frankfurt am Main, S 10

Habermann G (1986) Stimme und Sprache. Thieme, Stuttgart, S 82

Kiese-Himmel C (2016) Körperinstrument Stimme. Springer, Berlin/Heidelberg, S 32, 48, 50, 51

Widhalm B (2017) Vielstimmig. LIT, Wien, S 28 f, 173, 214

Weiterführende Literatur

Bruckert L et al (2005) Women use voice parameters to assess men's characteristics. The Royal Society Publishing, London

Buber M (1997) Das dialogische Prinzip. Lambert Schneider, Gerlingen

Butler J (2016) Haß spricht. Suhrkamp, Frankfurt am Main

Föcking W, Parrino M (2015) Praxis der Funktionalen Stimmtherapie. Springer, Berlin/Heidelberg

Pahn J, Pahn E (2000) Die Nasalierungsmethode: Übungsverfahren der Sprech- und Singstimme zur Therapie und Prophylaxe von Störungen und Erkrankungen. Oehmke, Roggentin

Intermezzo III: Raumakustik

10.1   Schall und Reflexion – 166

10.2   Nachhall – 168

10.3   DIN – 170

         Literatur – 172

© Springer-Verlag GmbH Deutschland, ein Teil von Springer Nature 2019
W. Föcking, M. Parrino, *Starke Stimme – Stark im Job*, https://doi.org/10.1007/978-3-662-58161-2_10

10.1   Schall und Reflexion

Architektonischer Chic ist nicht unbedingt gut für die Stimme!

Große helle Räume, viel Glas, Stahl, Sichtbeton – das ist der Chic zeitgenössischer Architektur. Kühle Atmosphäre und flottes Design generieren ein innovatives Image: Hier wird unter modernsten Gesichtspunkten gearbeitet. Visuell erlebbarer Lifestyle steht im Vordergrund und keiner denkt an die Folgen: Denn die hochpolierten schallharten Oberflächen der Wände haben einen nicht unerheblichen Einfluss auf die Akustik des Raumes, auf den allgemeinen Lärmpegel und letztlich auch auf unseren Stimmeinsatz im Job.

Lärmschutz ist auch Teamsache!

Vielen Studien, u. a. vom Institut für Arbeitsschutz der Deutschen Gesetzlichen Unfallversicherung (IFA) haben die Folgen schlechter Raumakustik für die Leistungsfähigkeit und die psychische Gesundheit der Menschen in ihrer Arbeitswelt untersucht. Lärmbedingter Stress macht nervös bis unterschwellig gereizt und hat negativen Einfluss auf die Sensibilität für andere. Die Empathiefähigkeit nimmt ab. Dieser Stressfaktor kann sogar Ursache für ein Burn-out sein. Häufig ist es das Stimmengewirr um uns herum, das den Schallpegel bestimmt – auch im Job.

Ein kurzer Abstecher in die Raumakustik soll die Einflüsse akustischer Phänomene auf unsere Stimme zeigen. Eines schon mal vorweg: Einen Raum, Ihr Büro zum Beispiel, mal eben unter dem Aspekt der Raumakustik für Ihre Stimmbelastung und Sprachverständlichkeit optimal einzurichten, wäre sinnvoll, ist aber nicht so einfach. Zum einen entstehen Kosten, zum anderen gibt es viele unbestimmte Größen, die zunächst genau untersucht und abgeklärt werden müssen. In vielen Fällen lohnt es sich, einen Fachmann zu konsultieren, um ein befriedigendes Ergebnis zu generieren.

Im Folgenden seien einige wichtige Ideen und Prinzipien genannt. Vielleicht gibt es für Sie und Ihre speziellen Bedingungen ja ein paar gut umzusetzende Anregungen!

Wichtig ist wieder einmal eine geschärfte Wahrnehmung für die räumlichen Gegebenheiten und die Wirkung, die sie auf unsere Stimme haben!

▪ Schall

Schallschutz ist Schutz vor Schall – auch vor störendem Stimmengewirr

Sprechen wir, so entstehen Schallwellen, die aus unserem Mund in den Außenraum gelangen. Was ist denn eigentlich Schall? Wenn unsere Stimmlippen schwingen, so bewegen sich daraufhin die Luftmoleküle oberhalb von ihnen periodisch mit, stoßen das jeweils nächste Luftmolekül an. In einer Art Kettenreaktion entsteht daraus die sogenannte Schallwelle.

Die Geschwindigkeit dieser Welle nennt man Schallgeschwindigkeit. Sie ist abhängig von der Dichte des schwingenden Mediums, also vom Material selbst, und von der Temperatur. In Luft beträgt die Schallgeschwindigkeit bei einer Temperatur von 0 °C 330 m/s – also unvorstellbar schnell!

■ **Reflexionen**

Dieser Direktschall unserer Stimme, der den Hörer auf direktem Weg von der Schallquelle erreicht, liefert den eigentlichen Informationsgehalt unserer Stimme. Und er ist außerdem dafür verantwortlich, dass der Hörer uns im Raum lokalisieren kann.

Das, was aber die eigentliche Raumakustik ausmacht, ist die Überlagerung des direkten mit dem indirekten Schall, nämlich mit den Reflexionen der Schallwellen an den Raumgrenzen.

Das sogenannte Reflexionsgesetz besagt, dass eine Schallwelle, die in einem bestimmten Winkel auf eine reflektierende Fläche, zum Beispiel eine Wand, trifft, unter dem gleichen Winkel wieder zurückgeworfen wird. Dies ist von mehreren Faktoren abhängig: von den Abmessungen der Reflexionsfläche, vom Gewicht und von der Oberflächenbeschaffenheit des Materials. Je nachdem wird die Schallwelle mehr oder weniger stark gedämpft, das heißt, die Intensität des Schalles nimmt ab.

☐ Abb. 10.1 zeigt einen Raum mit einem Sprecher als Schallquelle. Der Schall des Sprechers erreicht den Hörer auf direktem Weg. Außerdem sieht man sehr gut, wie der indirekte Schall der Stimme des Sprechers den Höreindruck beeinflusst. Die ersten Reflexionen, die „Early Reflections", die nach dem Direktschall beim Hörer ankommen, kann man kaum eigenständig wahrnehmen, weil sie sich mit dem Direktschall zu einem Schallereignis überlagern.

Auf die Early Reflections folgen dauernd weitere Reflexionen. Durch die Zeitverschiebung zwischen dem direkten Schall und seinen Reflexionen kommt es zu Interferenzen, zu Phasenverschiebungen der Schallwellen im Raum. Je nach Rhythmus und

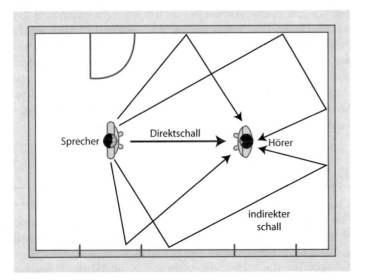

☐ **Abb. 10.1**   Direkter und indirekter Schall

Ausmaß dieser Phasenverschiebung kann die Überlagerung der Wellen zu einer Addition des Schalldrucks, zu einer Abschwächung oder sogar zur völligen Aufhebung des Schalldrucks führen. Bei Letzterer spricht man auch von destruktiven Interferenzen. Diese werden für Lärmschutzmaßnahmen genutzt, um Störgeräusche zu reduzieren.

- **Indirekter Schall**

Wenn Schallwellen auf ihrem Weg von der Quelle zum Zuhörer einmal oder mehrfach an Materialien reflektiert werden, entsteht indirekter Schall (◗ Abb. 10.1) Verteilt sich dieser indirekte Schall überall im Raum ungefähr gleich und klingt er an allen Punkten des Raumes gleich laut, so bezeichnet man ihn als diffus. Die Diffusität hängt von der Materialzusammensetzung der Einrichtung im Raum ab: Stark strukturierte Wandflächen zum Beispiel sorgen für einen diffuseren akustischen Eindruck.

Indirekter Schall hat ebenso wie direkter Schall einen wichtigen Anteil am gesamten Klangeindruck. Er vermittelt unserem Gehör einen Raumeindruck, der uns die Größe des Raumes und dessen Beschaffenheit empfinden lässt. Ohne dass wir es merken, errechnet unser Gehirn die Entfernung einer Schallquelle aus dem Verhältnis zwischen direktem und indirektem Schall.

- **Schalldruck**

Sprechen wir von Lärm und Lautstärke, so meinen wir damit meist den Schalldruck, der in Dezibel (dB) gemessen wird. Wie wird der Schalldruck genau definiert? Es ist letztlich nur ein Referenzwert und meint die mittlere Stärke der Dichteschwankung in der Luft, also die mittlere Amplitude der Schallwelle. So unterhalten wir uns normalerweise bei 50 dB, wenn es lauter wird bei 60 dB. Diesen 60 dB aber andauernd ausgesetzt zu sein, würde schon Stress auslösen. Unsere absolute Schmerzgrenze liegt zwar erst bei 130 dB, aber so weit wollen wir nicht gehen. Im Handel sind relativ günstige Schalldruckpegelmessgeräte erhältlich, mit denen man den Grundschalldruck sehr einfach messen kann. Sollte dies für Sie interessant sein: Es gibt gesetzlich festgelegte Grenzwerte zum Lärmschutz von Arbeitnehmern.

10.2 **Nachhall**

Charakteristisch für direkten Schall ist, dass er beim Abschalten der Klangquelle schlagartig verschwindet. Der Schall, der nach Verstummen der Schallquelle noch eine Weile im Raum bleibt und erst langsam verstummt, ist der Nachhall. Es sind die indirekten Schallwellen, die noch so lange im Raum reflektiert werden, bis ihre Energie vollständig aufgebraucht ist. Noch genauer: Nachhall sind Reflexionen, die erst nach 50 ms beim Zuhörer eintreffen.

> **Stimmforscher**
> **Nachhallzeit**
> Stellen Sie sich in die Mitte Ihres Büros oder Arbeitsraums im Job, in dem Sie oft sprechen. Tönen Sie ein kräftiges „Aaaa!". Wenn der Klang Ihrer Stimme aus Ihrem Ohr verschwunden ist, wenn die Stimme verklungen ist, haben Sie die Nachhallzeit auf einfache Weise erforscht: Wie lange klingt er nach? Ist es hallig oder trocken?

In angemessenem Maße ist der Nachhall durchaus hilfreich, um ein gutes, weiches Raumgefühl zu erzeugen. So ganz ohne ihn wäre es zu trocken und dumpf. Dennoch ist und bleibt er die wichtigste Ursache für unangenehme Raumakustik beim Sprechen.

Sehr laute Reflexionen, die wir als Echo wahrnehmen, sind der Hauptgrund für schlechte Sprachverständlichkeit und irritierende Akustik in Sälen.

▪ Raumbegehung

Wenn Sie in einem fremden Raum sprechen müssen, sollten Sie sich vor der Veranstaltung über die Raumakustik informieren. Müssen Sie auf eine elektronische Unterstützung durch ein Mikrofon verzichten, ist es umso wichtiger, nicht gegen, sondern mit der Raumakustik zu sprechen. Je besser Sie sich dabei selbst hören können, desto eher können Sie Ihre stimmliche Integrität wahren und ohne Druck sprechen. Häufig hängt es von der Beschaffenheit der direkt über Ihnen befindlichen Deckenteile ab, wie der Schall reflektiert wird und Sie sich selbst über das Gehör kontrollieren können.

Der größte Fehler, der unerfahrenen Sprechern in akustisch schwierigen Räumen unterläuft, ist die Ambition, die Stimme bis in die letzte Raumecke schicken zu wollen. Die angestrebte stimmliche Präsenz wird nur über Lautstärke zu erzielen versucht. Das hat bei sehr kurzen stimmlichen Aktivitäten oberflächlich betrachtet auch den gewünschten Effekt. Mittel- und langfristig ermüdet die Stimme aber rasch, das Sprechen wird anstrengend und der Stimmklang verliert an Tragfähigkeit, was wiederum weitere Kraftanstrengung nach sich zieht. Um der Druckfalle zu entgehen, sollten Sie sich die Zeit nehmen, den Raum vorher mit einer Ihnen vertrauten Person zu inspizieren. Während Sie in der Vortragsposition sprechen und verschiedene Positionen ausprobieren, kann Ihr Begleiter im Raum umhergehen und Ihnen ein direktes Feedback hinsichtlich Ihrer Verständlichkeit geben. Sie werden überrascht sein, wie wenig Sie an Ihrem stimmlichen Lautstärkeregler drehen müssen, um gut verstanden zu werden. Da Sie den Effekt eines voll besetzten Raums auf dessen akustische Eigenschaften vorab nur erahnen können, sollten Sie auch während des Vortrags in Blickkontakt mit Ihrem Stimmvertrauten

Eine hilfreiche Übung, um in großen Räumen im Kontakt mit der Stimme zu bleiben: Klangrinne ▶ Abschn. 6.3

bleiben. Dieser kann Ihnen ggf. über vorher vereinbarte, diskrete Zeichen signalisieren, ob die von Ihnen gewählte Lautstärke angemessen ist.

■ **Absorption**

Um Nachhall zu verhindern oder auf ein angemessenes Maß zu reduzieren, bietet der Markt unzählige Materialien an, die unerwünschte Schallreflexionen absorbieren sollen. Deckensegel, Wand- oder Deckenbefestigungen aus besonders absorbierenden Materialien, Stellwände und akustisch wirksame Büromöbel wirken als Schallabsorber, indem sie den lästigen Nachhall „schlucken" und den nervigen Lärmpegel senken. Die Raumakustik kann optimiert und das Wohlbefinden im Job dadurch erheblich verbessert werden.

Es muss im Vorfeld genau berechnet werden, welches Material für welche Raum-, Decken-, Wandgröße angemessen ist. Auch die Position der Anbringung ist entscheidend.

Bei der Wahl des Schalldämmungsmaterials spielt der jeweilige Absorptionsgrad eine Rolle. Personen im Raum sind nachweislich am besten: ein mit Menschen voll besetzter Raum absorbiert den indirekten Schall sowie den Hall fast vollständig.

So gibt es unterschiedliche Materialien, die speziell nach Frequenzspektrum oder Schalldruckpegel des zu absorbierenden Schalls für den jeweiligen Raum ausgewählt werden können.

10.3   DIN

Räume, in denen viel gesprochen wird, sollten nach DIN eine Nachhallzeit von 0,4 bis 0,5 Sekunden nicht überschreiten.

Ist die Nachhallzeit in einem Raum zu lang, so hat das Einfluss auf die Sprachverständlichkeit: Echos und Nachhall verzerren die Laute, Silben werden verschluckt oder überlagert. Störgeräusche aus dem Raum werden verstärkt, was den Lärmpegel insgesamt erhöht.

Es kommt zum sogenannten „Lombard-Effekt": Durch ein stetiges Sichhochschaukeln des Lärms schraubt sich die Sprechlautstärke unbewusst mehr und mehr in die Höhe.

Diese „akustischen Schmutzeffekte" sollten daher durch eine gezielte Reduzierung der Nachhallzeit vermieden werden. Grundsätzlich hat ein Raum gute Hörsamkeit, ist also unter akustischen Gesichtspunkten gut ausgestattet, wenn viel Direktschall und wenig indirekter Schall den Zuhörer erreicht.

Eine gute Raumakustik sollte die Stimme unterstützen, indem sie trennscharf, klar, voluminös und melodisch, nicht angestrengt, sondern angenehm leicht und tragfähig klingt.

Und das Wichtigste:

- **Hellhörig – noisy as hell**

Schall dringt natürlich auch durch Wände. Sehr zum Leidwesen vieler Mitarbeiter. Zwar wird die Schallgeschwindigkeit des direkten und indirekten Schalls verändert, wenn eine Wand dazwischenkommt, aber je nach Absorptionsgrad der Wandoberfläche wird er vielleicht nur leicht gedämpft. Er überträgt sich auf die Wand und von dort aus schwingen die Schallwellen munter im Nachbarraum weiter. Auch kleine Ritzen, Löcher, Klimaanlagen, Wasserleitungen können den Schall wunderbar im Gebäude weiterleiten. Da sollte man bei den Überlegungen zur Schalldämmung also genau hinschauen bzw. einen Fachmann zu Rate ziehen.

Gute Raumakustik unterstützt die Stimme

❯ **Bei guter Raumakustik wird leiser gesprochen. Das reduziert den Stresspegel für Mensch und Stimme.**

Zur Info: Die Bundesanstalt für Arbeitsschutz und Arbeitsmedizin (▶ http://www.baua.de) hat eine Broschüre zum Thema Gesundheitsschutz „Lärmwirkungen: Gehör, Gesundheit, Leistung" herausgegeben.

- **Teamwork**

» Bei uns gibt es keine Hilfe, die Räume sind relativ schallhart, man hört sehr viel – ist definitiv ein Thema! Wir haben darüber diskutiert, ob wir Ruhezeiten einlegen, z. B. ab 14.00 Uhr, dann werden die Telefone umgeleitet. Lässt sich aber in der Praxis nicht realisieren. Wenn Bauherrn anrufen, musst du rangehen. Wenn nebenan telefoniert wird, dann muss man eben hingehen. Dann muss man: Psst! sagen oder ein Zeichen geben.
(Aus dem Interview mit C. W.)

Im Büroalltag haben die akustischen Probleme durchaus Einfluss auf die Teamatmosphäre und verlangen nach Strukturen und verlässlichen Absprachen.

Einige Lärmquellen lassen sich durch Achtsamkeit vermeiden. Arbeiten Sie im Team, so ist es ratsam, dem Thema Lärmschutz eine Teamsitzung zu widmen. Räumliche Veränderungen, zeitliche Absprachen, Rituale wie Telefonzeiten festlegen, Pausenregelungen können die Geräuschkulisse senken. Auch gibt es Kopfhörer, die mit Antischall oder Active Noise Reduction arbeiten. Das Prinzip macht sich die oben bereits erwähnten destruktiven Interferenzen zunutze. Dabei wird zur Kompensation eines Störgeräusches ein gegenpoliges Signal zu diesem berechnet. Der Träger des Kopfhörers hört somit das Störgeräusch viel weniger laut. Das Nutzen des Kopfhörers kann in unruhigen Zeiten helfen, konzentrierte Arbeiten in Ruhe durchzuführen.

- ▪ **Akustikcheckliste: Ist mein Arbeitsplatz stimmfreundlich?**
- ▬ Spreche ich über längere Zeiträume täglich zu laut, weil ich gegen Hintergrundlärm ansprechen muss?
- ▬ Höre ich Geräusche aus den Nebenräumen, vom Flur, die mich ablenken, stören oder sogar nervös machen?
- ▬ Fühlt sich meine Stimme nach einem Arbeitstag angestrengt an, obwohl ich nicht viel gesprochen habe?
- ▬ Gäbe es im Team die Möglichkeit, durch Absprachen und Rituale den Lärmpegel zu senken?
- ▬ Kann ich den Nachhall bestimmen? Entspricht er der DIN-Norm für gute Sprachverständlichkeit?
- ▬ Gibt es bereits schalldämmende Vorkehrungen in den Arbeitsräumen?
- ▬ Gibt es erkennbare Ursachen für zu viel Nachhall (schallharte Wände, Böden, Decken usw.)?
- ▬ Gibt es im Unternehmen Ansprechpartner für das Thema Lärmschutz?
- ▬ Wie sieht die Akustik in den Besprechungs- oder Vortragssälen aus? Gibt es Verbesserungswünsche?

10

Literatur

Boye G, Urbi FH (1989) Handbuch der Elektroakustik. Hüthig, Heidelberg

Burosch (2018) Raumakustik 1 – Schall, Reflexionen, Nachhallzeit, Hallradius. ▶ http://www.burosch.de/audio-technik/233-raumakustik-1-schall-reflexionen-nachhallzeit-hallradius.html. Zugegriffen am 12.05.2018

Friesecke A (2015) Studio Akustik. Konzepte für besseren Klang. PPV Medien, Bergkirchen

Fuchs HV (2006) Weniger Lärm in Kommunikations- und Schulungsräumen. Lärmbekämpfung 2:47–56

IFA – Institut für Arbeitsschutz der Deutschen Gesetzlichen Unfallversicherung (2017) Raumakustikrechner nach DIN 18041:2016. ▶ https://www.dguv.de/medien/ifa/de/fac/laerm/raumakustik_unterrichtsraeume/anleitung_raumakustikrechner.pdf. Zugegriffen am 12.05.2018

Klatte M, Hellbrück J (1993) Wirkungen von Hintergrundschall auf das Arbeitsgedächtnis. Z Lärmbekämpfung 40:91–98

Maue J (2012) Akustische Gestaltung von Klassenzimmern. Sicherheitsingenieur 6:26–30

Pierce JR (1999) Klang – Musik mit den Ohren der Physik. Spektrum, Heidelberg

Performance

11.1   Geballte stimmliche Kraft – 174

11.2   Basics – 176

11.3   So wird's Performance! – 179

11.4   Stimmhygiene – 180

Elektronisches Zusatzmaterial Die Online-Version dieses Kapitels (https://doi.org/10.1007/978-3-662-58161-2_11) enthält Zusatzmaterial, das für autorisierte Nutzer zugänglich ist.

© Springer-Verlag GmbH Deutschland, ein Teil von Springer Nature 2019
W. Föcking, M. Parrino, *Starke Stimme – Stark im Job*, https://doi.org/10.1007/978-3-662-58161-2_11

11.1 Geballte stimmliche Kraft

Ihr Trainingsportfolio für eine starke Stimme im Job enthält nun

3+1©
- Basis-Funktionen der Stimme (▶ Kap. 2), die dazugehörigen
- Basis-Übungen (▶ Kap. 3) und die
- Skills (▶ Kap. 5, 6, 7 und 8)
- sowie

drei Intermezzi
- Spaßfaktor (▶ Kap. 4)
- Gender und Stimme (▶ Kap. 9)
- Raumakustik (▶ Kap. 10)

- **Geballte stimmliche Kraft!**

In ◙ Tab. 11.1 finden Sie alle Übungen und Stimmforscher noch einmal auf einen Blick (siehe auch in den Online-Materialien unter ▶ http://extras.springer.com/2019/978-3-662-58160-5). Die Skilltrainer bieten Ihnen die Möglichkeit, sich intensiv mit der Entwicklung eines Skills zu beschäftigen. Sie sind als Anregungen gedacht, wenn Sie sich intensiv mit der Entwicklung eines Skills beschäftigen möchten. Viele Übungen sind flexibel einsetzbar und fördern die Balance der Skills.

11

◙ Tab. 11.1   Geballte stimmliche Kraft

Übung	3+1©	Add-on	Stimmforscher	Skilltrainer	Kapitel/Abschnitt
Aktivität Stimmlippen			×	Integrität	▶ 2
Basisfunktion Dynamik			×	Aggression	▶ 2.1.2
Basisfunktion Kontakt			×	Aggression	▶ 2.1.1
Basisfunktion Pitch			×	Empathie	▶ 2.1.3
Butterbrotpapier			×	Aggression	▶ 2.2.3
Crescendo	×			Aggression	▶ 3.1.2
Dampfer	×			Empathie	▶ 3.1.4
Der richtige Moment			×	Integrität	▶ 8.6
Desensibilisieren			×	Aggression	▶ 7.3
Esel			×	Integrität	▶ 6.3
Eule			×	Empathie	▶ 4.3
Gespenst	×			Integrität	▶ 3.1.5
Glissando	×			Empathie	▶ 3.1.3

(Fortsetzung)

⊡ Tab. 11.1 (Fortsetzung)

Übung	3+1©	Add-on	Stimmforscher	Skilltrainer	Kapitel/Abschnitt
Hahn			×	Aggression	▶ 4.3
Indianer	×			Aggression	▶ 3.1.6
Katze			×	Empathie	▶ 4.3
Kehlkopf			×	Integrität	▶ 2
Kiefer			×	Integrität	▶ 6.3
Klangpost			×	Empathie	▶ 5.4
Klangrinne			×	Integrität	▶ 6.3
Klangvorstellung	×			Integrität	▶ 3.2.3
Kuckuck			×	Integrität	▶ 4.3
Kuh			×	Aggression	▶ 4.3
Luftballon			×	Empathie	▶ 5.5
Nachhallzeit			×	Integrität	▶ 10.2
Näseln			×	Empathie	▶ 9.2
Papprolle			×	Aggression	▶ 7.3
Resonanz			×	Empathie	▶ 2.2.2
Schaf			×	Aggression	▶ 4.3
Sog		×		Integrität	▶ 3.2.1
Sog Erinnerung			×	Integrität	▶ 6.3
Staccato	×			Aggression	▶ 3.1.1
Stimme im Team			×	Empathie	▶ 8.5
Stimmen im Café			×	Empathie	▶ 5.2
Stimmgender			×	Integrität	▶ 9.2
Stimmlippenschwingung			×	Integrität	▶ 2.1.4
Stimmlippenventil			×	Integrität	▶ 2.1.1
Tonhöhenregulation			×	Empathie	▶ 2.1.3
Trichter		×		Empathie	▶ 3.2.2
Unterdruck			×	Integrität	▶ 2.2.1
Vokale als Klangträger			×	Empathie	▶ 2.2.2
Ziege			×	Aggression	▶ 4.3

11.2 Basics

Die Tipps in diesem Kapitel sollen Anregungen für Ihre individuellen Auftritte im Job sein. Sie können Ihnen helfen, Ihren jeweiligen Vortrag so zu gestalten, dass er zu einer rundum lebendigen und stimmigen Performance wird, die Sie nicht anstrengt und der die Zuhörer gut und gerne folgen.

- **Stimme und Körper**

Bei der Durchführung der Stimmübungen, die Sie bisher kennengelernt haben, ergeben sich beeindruckende Synergieeffekte für den gesamten Körper. Die stimmliche Aktivität wird zum Kraftzentrum: Feine Vibrationen und Schwingungen des Stimmklangs übertragen sich auf die Strukturen des Körpers, auf Muskulatur und Gewebe. Diese körpereigene Mikromassage fördert eine gesunde Aufrichtung und eine Weite der Resonanzräume. Der Kiefer lockert sich und der Nacken wird freier.

» Nach meinem Stimmtraining habe ich jedes Mal das Gefühl, um ein paar Zentimeter gewachsen zu sein. Die Verspannungen im Nacken sind weniger und ich fühle mich insgesamt viel beweglicher. (Aus dem Interview mit E. P.)

Stimme geht nicht ohne Körper. Der Kehlkopf ist der Ort, an dem die Stimme gebildet wird, ist Schaltzentrale für Qualität und Kraft unserer Stimme. In den Resonanzräumen entsteht Ihr persönlicher Stimmklang – Ihr wichtigstes kommunikatives Aushängeschild. Auch der Rest des Körpers will trainiert sein, in shape sein.

❯ **Ein gesunder, flexibler und durchlässiger Körper unterstützt die Stimmfunktion.**

Es lohnt sich daher, einen Blick auf das Zusammenspiel von Stimme, Körper und anderen flankierenden Bereichen wie Atmung, Artikulation und Aufrichtung zu werfen.

Im Folgenden haben wir wichtige Aspekte des Körpereinsatzes zusammengefasst und durch allgemeine Tipps für eine erfolgreiche Performance ergänzt.

- **Durchlässigkeit**

Achten Sie darauf, dass Ihre Knie nicht durchgedrückt und Ihre Kniescheiben nicht nach oben gezogen sind.

Kippen Sie spielerisch Ihr Becken leicht nach vorne und federn Sie dabei durchlässig in den Knien. Schütteln Sie Arme und Beine mehrmals kräftig durch.

Dehnen Sie den Kopf im Wechsel nach rechts und links mit dem Blick jeweils über eine Schulter, senken Sie das Kinn in Richtung Brustbein und legen Sie den Kopf sanft in den Nacken.

■ **False friends**

Manchmal versuchen Körperregionen, die Stimm-Übungen durch Spannungsaufbau aktiv zu unterstützen. Das ist gut gemeint, bringt aber nix.

Die falschen Freunde sind in der Regel die hartnäckigsten. Es geht um überflüssige Aktivität und festgefahrene Bewegungsmuster. Einige dieser lästigen Kraftfresser haben wir im Folgenden näher ausgeführt. Wie verändert sich Ihre Stimme, wenn Sie diese beruhigen oder verändern?

■■ **Kiefer**

Die Kaumuskulatur ist die mit Abstand kräftigste im ganzen Körper. Häufig genug „beißen wir die Zähne zusammen", im übertragenen wie im tatsächlichen Sinne. Anstrengung, Stress, aber auch Wut zeigen sich in der Kieferspannung. Oft sind es fixierte Verspannungen, die schon lange unbemerkt vor sich hin grummeln und knurren, bevor sie Probleme machen. Wenn Sie mal kräftig mit der Zeigefingerkuppe vom Wangenknochen aus den Muskel hinunterstreichen, werden Sie merken, wie viel Muskelspannung Sie um den Kieferknochen herum vorfinden. Wir kauen, sprechen, schlucken ja andauernd, sodass die Muskulatur nie pausiert. Daher ist es eigentlich täglich nötig, den Kiefermuskeln „Guten Tag" zu sagen, das heißt sie zu massieren, auszustreichen. Stellen Sie sich während Ihrer Stimm-Übung vor einen Spiegel und beobachten Sie Ihren Kiefer. Ist er unbeteiligt oder arbeitet er mit? Meist benötigen Sie für den Wechsel von einem Vokal zum anderen viel weniger Kieferaktivität, als dieser Ihnen suggeriert. Falls der Kiefer sich also auffällig bewegt, versuchen Sie ihn zu beruhigen, indem Sie beide Hände großflächig auf die Wangen legen.

■■ **Zunge**

Unsere Zunge ist ein überraschend großer Muskel, welcher fast permanent im Einsatz ist: beim Schlucken und zur Artikulation verschiedenster Konsonanten. Bei Anspannung und Stress drückt sie häufig gegen die Zähne oder saugt sich am Gaumen an. Eine Fokussierung auf die Artikulation oder permanente Anspannung beeinträchtigt die Aktivität im Kehlkopf ebenso wie die für die Tragfähigkeit so wichtige Klangbildung in den Resonanzräumen.

Bringen Sie also Bewegung in Ihre Zunge. Um die Tonproduktion nicht zu stören, sollte sie entspannt und flexibel bleiben. Können Sie, während Sie „Aaaa" tönen, mit der Zunge kleine Kreise im Mund zeichnen? Sie von rechts nach links bewegen?

■■ **Mundboden**

Ertasten Sie mit beiden Händen Ihren Mundboden. Das ist der Bereich, der den Unterkieferbogen horizontal verbindet. Wie weich oder wie fest ist er? Wie verändert sich die Spannung, wenn Sie stumm die fünf Vokale formen? Bleibt er bei den Tönen weich und flexibel? Falls nicht, beginnen Sie nun, mit beiden Daumen, Ihren Mundboden zu massieren. Bleiben Sie dabei nicht in der äußersten Schicht, sondern arbeiten Sie sich tief in das Gewebe ein. Können Sie auch tönen, ohne den Mundboden anzuspannen? Vielleicht nicht komplett? Lassen Sie sich Zeit und beobachten Sie, wie die Töne sich verändern, je weicher der Mundboden wird.

▪▪ Atmung

Die Atmung ist Teil des vegetativen Nervensystems. Unser wichtigster Atemmuskel ist das Zwerchfell. Es spannt sich wie eine Kuppel unterhalb der Lunge in den Bauchraum. Wird es aktiv, flacht die Kuppel ab und zieht mit dieser Bewegung die Lunge nach unten. Die Lunge wird gedehnt, es entsteht ein Unterdruck und die Luft wird angesaugt. Dies geschieht völlig selbstreguliert, ist also genauso wenig wie unser Magen oder die Milz unserem Willen unterworfen.

Eine gut in die Stimmfunktion integrierte Atmung verliert auch bei Nervosität nicht oder nur in geringem Ausmaß ihre gesunde, ruhige Funktionsweise. Sie können das Zwerchfell aber locken, es dazu verführen, aktiver zu werden. Dabei können Sie es wunderbar beobachten und wahrnehmen, wie es dafür sorgt, dass frischer Sauerstoff in die tieferen Regionen der Lunge einströmt.

11

> **Verlockend tiefes Atmen**
> **„Pharao"**
> Kreuzen Sie Ihre Arme vor der Brust und halten Sie Ihre Hände an den Schultern fest. Spüren Sie Ihre Atembewegung. Beruhigen Sie dabei zunehmend Schultern und Brustkorb und beobachten Sie die Atembewegungen in Bauch und Flanken.
>
> **„Handauflegen"**
> Legen Sie eine Hand auf den Bauch und die andere auf das Brustbein. Die obere Hand beruhigt die Bewegungen im Brustkorb. Beobachten Sie, wie die Atembewegung ganz von selbst zunehmend in Bauch und Flanken zu spüren ist.

Unbewusste Zwerchfelltätigkeit ist auch ein Unterdruckphänomen, das hilft, die Stimme zu entspannen. Das klappt aber nur, wenn es selbstreguliert vor sich geht. Nur dann ist das Zwerchfell tatsächlich der Initiator der Einatmung.

Bemühe ich mich bewusst tief einzuatmen, so mache ich alles Mögliche: Ich spanne den Bauch an, ziehe die Schultern hoch, hebe den Brustkorb, nur das Zwerchfell fühlt sich nicht angesprochen. Bei der Einatmung wölbt sich die Bauchdecke leicht nach vorne.

Geht sie bei den Tönen gleichmäßig wieder in ihren Ausgangszustand zurück, oder spannen sich die Bauchmuskeln aktiv an, sobald Sie mit der Stimme loslegen? Bringen Sie Ihren Bauch in Bewegung, indem Sie ihn mit beiden Händen schütteln oder massieren. Je weniger der Bauch versucht zu helfen, desto besser können Ihre Stimmlippen arbeiten.

11.3 **So wird's Performance!**

Die Sprechposition hat Einfluss auf die Kraft unserer Stimme und auf unser Klangvorstellung (▶ Kap. 2). Entscheiden Sie daher vor Ihrem Auftritt, welche Position für Sie und den Anlass angemessen ist. Hier ein paar Anregungen:

- **Stimme im Stehen**

Sind Sie in der Rolle, ein Projekt zum Beispiel per Powerpoint zu präsentieren, ist vorauszusehen, dass Sie einen kurzen oder längeren Monolog halten werden, empfiehlt sich die stehende Position. Sie gibt der Stimme eine Zusatzportion Kraft, weil der Körper beim Stehen durchlässiger ist.

Sie wollen einen klaren Standpunkt vertreten, ein Statement abgeben? Fangen Sie bei Ihren Füßen an und signalisieren Sie Standfestigkeit. Hier stehe ich und habe Ihnen etwas mitzuteilen. Permanentes Umherwandern signalisiert Unruhe und Unsicherheit, Zweifler werden so kaum überzeugt werden. Wenn Sie am Rednerpult angekommen sind, nehmen Sie sich zwei Sekunden Zeit, beide Füße stabil und gleichzeitig beweglich als Anker für die bevorstehende Rede oder Präsentation wahrzunehmen. Finden Sie Ihr stabiles, aber elastisch schwingendes Zentrum mit beweglichen Extremitäten!

Wenn Sie eine Präsentation im Stehen halten, lastet das gesamte Gewicht Ihres Körpers auf Ihren Füßen. Unterschätzen sollten Sie dabei nicht die Wahl angemessenen Schuhwerks. Schuhe, die drücken oder schwindelerregend hohe Absätze haben, geben meist keinen festen Stand und erschweren eine angemessene Aufrichtung. Es lohnt sich, bei der Vorbereitung einer Rede bereits die entsprechenden Schuhe zu tragen.

- **Die richtige Klamotte**

Manchmal kann der äußere Schein wichtiger sein als ein blasenfreier Fuß, denn: Ihr persönlicher Stil ist ein wichtiges Ausdrucksmittel Ihrer Person und somit Zeichen Ihrer Integrität. Wählen Sie Kleidung und Accessoires also mit Bedacht aus. Es gibt Menschen, die in eher unbequemen Schuhen sehr gut sprechen können. Sie fühlen sich in ihnen wohl, weil sie cool, sexy oder elegant sind und genau das die Unterstützung des eigenen Selbstbilds ist, die sie brauchen.

■ Stimme im Sitzen

Die meisten Besprechungen, Telefonate etc. im Job finden sitzend statt. Büro- und Konferenzstühle sind meist wenig rückenfreundlich und verführen zu einer ergonomisch bescheidenen Sitzhaltung. Generell gibt es keinen völlig geeigneten Stuhl, weil der menschliche Körper nicht für das lange Sitzen geschaffen ist. Wichtig für die Stimme ist wiederum die Flexibilität. Verharren Sie nicht immer in derselben Haltung, sondern bleiben Sie in Bewegung. So vermeiden Sie auch eine Fixierung des Kehlkopfes.

11.4 Stimmhygiene

Wir kommen nicht umhin, uns um Körperhygiene, Hygiene im Haushalt, am Arbeitsplatz usw. zu kümmern. Auch sollten wir Psychohygiene betreiben und uns um unser mentales seelisches Wohlbefinden sorgen. Regelmäßige Hygiene ist lästig, aber notwendig, damit alles gut funktioniert und lange hält.

Soll die Stimme auch gut funktionieren und lange halten, muss sie gepflegt werden. Neben dem Ratschlag des regelmäßigen Trainings unserer 3+1© Basisübungen hier ein paar Tipps für die ergänzende Stimmhygiene:

■ Trinken Sie ausreichend

Je nach Witterung und klimatischen Verhältnissen im Büro sollten Sie 2–3 Liter Flüssigkeit zu sich nehmen. Gleichmäßig verteilt über den Tag stellen Sie somit sicher, dass die Schleimhäute im Kehlkopf ausreichend befeuchtet werden. Bei einer Unterversorgung wird der Schleim zähflüssig, die feinen Schwingungen Ihrer Stimmlippen träge und das Sprechen wird mühsam.

■ Verwöhnen Sie den Frosch

Wenn Sie das Gefühl haben, dass ein Frosch sich in Ihrem Hals breit macht, kitzelt und stört, könnte es daran liegen, dass Sie zu wenig getrunken haben. Dann bitte nicht räuspern! Stattdessen stimmen Sie einen Summton „Mmmm" in einer angenehmen Lage an. Wenn es die Situation erlaubt, klopfen Sie gleichzeitig den Brustkorb aus. Danach schlucken oder etwas trinken. Hat der Frosch sich noch nicht verzogen, wiederholen Sie den Vorgang. Hilft alles nicht? Dann husten Sie. Es sollte aber ein vornehmes Hüsteln mit Stimme sein.

■ Oder will der Frosch uns was sagen?

Auch Stress und Anspannung machen sich manchmal als Fremdkörpergefühl im Hals bemerkbar. Anstatt gegen den Frosch anzukämpfen, fragen Sie sich, ob Sie (und die Stimme) etwas bedrückt.

Manche Themen oder Konflikte brauchen eine Weile, bevor sie artikuliert werden können. In dieser Zeit nisten sie sich gerne mal als Druckgefühl im Hals-Kehlkopf-Bereich ein.

■ **Bevorzugt feuchtes Klima**

Ein akutes Trockenheitsgefühl in einer wichtigen Sprechsituation werden Sie durch Trinken alleine kaum in den Griff bekommen. Das Getränk befeuchtet die Schleimhäute in und um den Rachen und der Schluckvorgang entspannt den Kehlkopf. Aber die Flüssigkeit muss erst ihren Weg über Speiseröhre, Magen, Darm und schließlich den Blutkreislauf nehmen, bevor sie ihre Wirkung in den für die Stimme relevanten Schleimhäuten im Kehlkopf zeigt. Abhilfe kann in solchen Fällen ein Meerwasserspray ohne Zusätze bieten. Atmen Sie tief durch den Mund ein und sprühen dabei zwei bis drei kräftige Hübe mit Ihrem Spray in den Mund.

Diverse Lutschpastillen mit unterschiedlichen Wirkstoffen sind hilfreich, wenn es im Hals bröckelt. Lutschen produziert Speichel und das befeuchtet und entspannt die Schleimhäute. Verwenden Sie aber keine zu starken ätherischen Produkte.

■ **Psssst! – Nicht Flüstern**

Ist die Stimme müde und angestrengt, sollten Sie auf keinen Fall flüstern. Statt wie intendiert den Kehlkopf zu schonen, strengen Sie die beteiligten Muskeln noch mehr an. Im Grunde genommen ist Flüstern eine Stimmblockade. Die Stimmlippen werden festgeklemmt, damit sie nicht ins Schwingen kommen und das finden sie gar nicht gut. Hilfreicher sind ruhiges, aber volles (nicht vorsichtiges!) Sprechen, völlige Stimmruhe und natürlich die Übungen.

> ❯ **Passende Übungen zur Pflege Ihrer Schleimhäute auf den Stimmlippen:**
> ▬ Dampfer (▶ Abschn. 3.1.4)
> ▬ Gespenst (▶ Abschn. 3.1.5)

■ **Unhygienische Umweltbedingungen**

Teppiche, Klimaanlagen, nicht zu öffnende Fenster und Heizungsluft machen die Luft trocken. Das wirkt sich auf die Schleimhäute im Kehlkopf aus. Gewöhnen Sie sich an, immer ein Glas Wasser am Schreibtisch stehen zu haben. Sollten Teppiche oder Klimaanlagen Ihre Stimme längerfristig belasten, sollten Sie das ernst nehmen und sich dafür einsetzen, die schädigenden Umweltfaktoren zu beseitigen.

Raucher im Büro gibt es glücklicherweise nicht mehr.

Auch Hintergrundlärm von außen oder aus den Nachbarräumen (▶ Kap. 10) strengt die Stimme an.

■ **Übungsprotokoll**

Steigern Sie die Effektivität und die Effizienz Ihres Stimmtrainings, indem Sie Ihr Übungsprogramm protokollieren. Durch den Vergleich der Werte vor Beginn des Trainings mit denen im Verlauf entsteht Ihr persönliches Entwicklungsprofil. Eine Anregung für Ihr Protokoll finden Sie in ◘ Tab. 11.2 (siehe auch in den Online-Materialien unter ► http://extras.springer.com/2019/978-3-662-58160-5):

◘ Tab. 11.2   Übungsprotokoll

KW	Übung	Mo	Di	Mi	Do	Fr	Sa

Tragen Sie ein, ob die Übung gut +, mittelmäßig ~, noch nicht so gut – geklappt hat.

KW: Kalenderwoche

11

Conclusio 3+1© = Starke Stimme im Job

© Springer-Verlag GmbH Deutschland, ein Teil von Springer Nature 2019
W. Föcking, M. Parrino, *Starke Stimme – Stark im Job*, https://doi.org/10.1007/978-3-662-58161-2_12

■   **Stimme in Bewegung: Alles fließt!**

Betrachten wir abschließend noch einmal die vielen möglichen Perspektiven auf das Phänomen Stimme und lassen ihre Vielseitigkeit, Dynamik und Flexibilität, mit der sie uns im Tagesgeschäft unterstützt und überrascht, hochleben!

Klangvorstellung ▶ Abschn. 2.2.3	❶ Am Anfang der stimmlichen Äußerung steht die Vorstellung davon, wie sie klingen wird. Klarheit und Entschiedenheit machen einen kräftigenden Eindruck auf die Qualität der Stimme, Unsicherheit und Zögern einen hemmenden. Unser zentraler Erinnerungsspeicher sammelt die Stimmerfahrungen und verarbeitet sie. Er ist der Pool, aus dem wir – meist unbewusst – Infos für die Stimmgebung schöpfen.
Konzept ▶ Abschn. 2.2.3	❶ Die Schaltzentrale im Gehirn konzipiert und koordiniert alle sensorischen, körperlichen und emotionalen Abläufe, die an der Stimmgebung beteiligt sind. Dauernde Rückkopplungsprozesse halten den Apparat auf Trapp!
Rhythmus ▶ Abschn. 8.6	❶ Jede Sprechphrase ist eine rhythmisch aufeinander abgestimmte Choreografie von Strukturen, Funktionen und Klangvorstellungen! Ist ein Teil aus dem Rhythmus, hemmt er den Rest, treibt die anderen an oder blockiert sie – so ist der Gesamtablauf gestört. Und wir sind es auch.
3+1© Funktionen ▶ Kap. 2	❶ Gut zu wissen, aus wie vielen Einzelfunktionen sich Stimme beim Sprechen zusammensetzt. Die 3+1© Basisfunktionen bilden den Stimmschall. Durch die Add-on-Funktionen werden sie zum individuellen Stimmklang angereichert.
Stimme ist analog ▶ Abschn. 8.7	❶ Der Stimmklang ist kein digitales Medium: Er transportiert keine eindeutigen Fakten, sondern zusätzliche Informationen auf der Beziehungsebene, die interpretiert werden müssen.
3+1© Skills ▶ Kap. 5, 6, 7 und 8	❶ Diese Informationen korrespondieren mit einem Spektrum an emotionalen Grundeinstellungen und Kompetenzen: So reagiert die Empathie feinfühlig auf die Äußerungen des Gegenübers. Die Integrität sichert das Selbstvertrauen und die Grenzen der Persönlichkeit, die von der rangehenden Aggression hinterfragt und gefordert werden. Zwischen diesen Skills und der Stimme kommt es zu sich gegenseitig beeinflussenden Rückkopplungen. Arbeiten sie angemessen, ausgewogen zusammen, entstehen Synergieeffekte, die die Kommunikation im Job effektiver machen.

12

ℹ Durch den gezielten Einsatz der 3+1© Basis- und Add-on-Übungen werden die Funktionen stimuliert. Dadurch wird der Einsatz der Skills unterstützt. Zum Beispiel kann ich meine Integrität durch Unterdruck und Sog stärken und meine Aggression durch Crescendo trainieren.

3+1© Übungen ▶ Kap. 3

ℹ Auch die jeweilige Rolle, aus der heraus wir agieren, prägt den Stimmklang und damit den Gesprächsverlauf. Je nach Anzahl unserer Lebensbezüge schlüpfen wir in verschiedene Rollen. Und das ist gut! Genauso schnell, wie wir einen Hut wechseln, wechseln wir von einer Rolle in die andere!

Rolle ▶ Abschn. 8.4

ℹ Stimmfunktionen und Skills beeinflussen sich gegenseitig. Sie arbeiten im Team. Je ausgewogener dieses Teamwork ist, desto kräftiger, flexibler und zuverlässiger kommen die Einzelfunktionen zum Einsatz. Ist die Stimme dadurch gut modulierbar und stark, kann die jeweilige Rolle im beruflichen Setting flexibel präsentiert werden. Und je ausgeglichener die Skills sind, desto selbstverständlicher kann auf die erforderliche Funktion zugegriffen werden.

Team ▶ Abschn. 8.5

ℹ Nicht zu vergessen das Teamwork im Job: Sind die Skills im Team angemessenen im Einsatz, kommt es zu Synergieeffekten: Durch einen guten aggressiven Coup kann ich Klarheit in eine blockierte Situation bringen. Durch empathisches Zuhören erfahre ich Dinge von anderen, die wichtig sind, um zu verstehen, warum manche Abläufe gerade stillliegen. Durch klare Grenzziehungen kann ich meine eigene Position im Team stärken und mein Profil schärfen. Teamarbeit bringt's!

ℹ Stimme im Job ist Kommunikation! Ein Großteil der Störungen im Betriebsablauf wird durch mangelnde oder intransparente Kommunikation verursacht. Die Gesamtschau auf alle 3+1© Aspekte, die Funktionen der Stimme, die Übungen und die Skills mit ihren psychosozialen Konnotationen, versucht der Komplexität stimmlicher Kommunikation gerecht zu werden.

Nadelöhr Kommunikation ▶ Kap. 5, 6 und 7

ℹ Stecken Sie sich für die Stimmarbeit Ziele! Wenn Sie sie möglichst konkret formulieren, ist die Wahrscheinlichkeit, sie zu erreichen, noch größer!

Ziele ▶ Abschn. 1.4

ℹ Die Stimme muss genau wie jede andere körperliche Funktion, wie jeder andere Muskel, jede Fertigkeit gehegt und gepflegt werden. Am besten täglich! Nur so können Kraft und Zuverlässigkeit gewährleistet sein.

Performance und geballte stimmliche Kraft ▶ Kap. 11

Starke Stimme – stark im Job!

🛈 Ihre Stimme ist ein wichtiges Werkzeug für Ihre Kommunikation im Job! Mit geschulter Aufmerksamkeit für Ihre Stimme gehen Sie fokussierter und mit einer positiveren Klangvorstellung in das nächste Gespräch.

🛈 Und am Anfang Ihrer Äußerung steht diese Vorstellung davon, wie die Stimme klingen wird …

12

Serviceteil

Anhang: Übersicht der Online-Materialien – 188

Glossar – 189

Stichwortverzeichnis – 193

Anhang: Übersicht der Online-Materialien

Die folgenden Unterlagen stehen als Online-Material zur Verfügung und können auf ► http://extras.springer.com nach Eingabe der ISBN 978-3-662-58160-5 heruntergeladen und angesehen werden.

- **Videos und Audios (Springer Nature More Media)**

Die Online-Version des Buches enthält digitales Zusatzmaterial, das berechtigten Nutzern durch Anklicken der mit einem „Playbutton" versehenen Abbildungen zur Verfügung steht. Alternativ kann dieses Zusatzmaterial von Lesern des gedruckten Buches mittels der kostenlosen Springer Nature „More Media" App angesehen werden. Die App ist in den relevanten App-Stores erhältlich und ermöglicht es, das entsprechend gekennzeichnete Zusatzmaterial mit einem mobilen Endgerät zu öffnen.

- **Weitere Audios: Animalismen**
1. Schaf
2. Kuh
3. Katze
4. Kuckuck
5. Eule
6. Ziege
7. Hahn

- **Checklisten und Arbeitsmaterialien**
- 01_Bausteine für Zielformulierungen (► Tab. 1.2)
- 02_Konkrete Zielformulierungen (► Tab. 1.3)
- 03_Empathiescreening (► Tab. 5.2)
- 04_Umweltfaktoren (► Tab. 6.1)
- 05_Integritätsscreening (► Tab. 6.3)
- 06_Aggressionsscreening (► Tab. 7.2)
- 07_Liste aller Übungen (► Tab. 11.1, Abb. 8.3)
- 08_Übungsprotokoll (► Tab. 11.2)

Video/Audio-Nr.	Titel
Videos	
Video 2.9 (► Abb. 2.9)	Die Stimmlippen in Aktion
Video 3.1 (► Abb. 3.1)	Staccato
Video 3.2 (► Abb. 3.2)	Crescendo
Video 3.3 (► Abb. 3.3)	Glissando
Video 3.4 (► Abb. 3.4)	Dampfer
Video 3.5 (► Abb. 3.5)	Gespenst
Video 3.6 (► Abb. 3.6)	Indianer
Video 3.7 (► Abb. 3.7)	Sog
Video 3.8 (► Abb. 3.8)	Trichter
Audios	
Audio 2.4 (► Abb. 2.4)	Basisfunktion I: Kontakt
Audio 2.11 (► Abb. 2.11)	Vokalsprechen
Audio 2.12 (► Abb. 2.12)	Jubeln und Butterbrotpapier

Glossar

Amplitude - Bestimmter Ausschlag einer Schwingung. Bei der Stimmfunktion ist die Amplitude der Schwingungsausschlag der Stimmlippe durch den Anblasedruck der Ausatmung im Zusammenspiel mit der Stimmlippenaktivität. Die Intensität der Amplitude ergibt die Lautstärke, sie wird in Dezibel (dB) gemessen.

Anblasedruck - Druck in der mit Luft gefüllten Lunge, um die aktiven Stimmlippen bei der Tonproduktion in Schwingung zu versetzen

Aphonie - Stimmstörung, bei der die Stimme keinerlei klangliche Merkmale aufweist, nur heiser und rau ist, verursacht z. B. durch psychogene Traumata oder organische Faktoren, wie beidseitige Stimmlippenlähmung

Bernoulli-Sogkräfte/Bernoulli-Effekt - Nach Bernoulli benannter Effekt, der Unterdruckphänomene und Sogbildung in Hohlräumen beschreibt, wichtig für das Verständnis der Schleimhautschwingung beim Stimmlippenschluss, die Randkantenverschiebung. Aerodynamisches Phänomen: Im Moment der Öffnung der Stimmlippe, des explosionsartigen Austritts der Luft aus der Glottis, sinkt der Druck zwischen den Stimmlippen, der Luftstrom saugt die medialen Flächen der Stimmlippen wieder zusammen. Bernoulli-Effekt: Ansteigen der Luftgeschwindigkeit an der durch die Stimmlippen gebildeten Enge, dadurch Entstehung eines Unterdrucks an den Seiten, die Luft wird von unten angesaugt. Die myoelastischen Rückstellkräfte und die Eigenelastizität der Stimmlippen lassen diese wieder in die Mitte zurückschwingen.

Brillanz - Hohe Klanganteile im Spektrum des Stimmklangs, erzeugt durch Obertöne, machen tragfähigen, belebenden Stimmklang

Brustregisterbereich - Registerbereiche werden durch Tonhöhe bestimmt, können in Hertz (Hz) oder Notenwerten benannt werden, den Bereich unterhalb von f1 nennt man Brustregisterbereich.

CT - Musculus cricothyroideus, verläuft zwischen Schild- und Ringknorpel

Dysphonie - Stimmstörung

Einatemtendenz - Die Einatemmuskulatur ist aufgrund der Unterdruckfunktion aktiv, obwohl der Sprecher in der Ausatemphase phoniert.

Formant - Durch Resonanz im Ansatzrohr entstehendes Teiltonmaximum des primären Kehlkopftons, welcher aus einem Grundton (Grobschwingung der Stimmlippen) und Obertönen (Schwingung am Stimmlippenrand/Randkantenverschiebung, Sensibilität der Schleimhaut und Luftverwirbelungen) besteht. Verstärkung und Dämpfung verschiedener Obertöne in Abhängigkeit von der Ausformung des Ansatzrohres, Sängerformanten um 3000, 5000 und 8000 Hz (evtl. auch bei 12.000 Hz)

Formatio reticularis - Wichtige Schaltzentrale des Zentralnervensystems, Neuronennetzwerk im Hirnstamm zwischen Medulla oblongata und Zwischenhirn. Selektiert und verknüpft Sinneseindrücke, reguliert Spannungszustände der Muskulatur sowie emotionale Vorgänge, lenkt Wachsein und Schlafen und leitet alle systemrelevanten Informationen ans ZNS weiter

Frikativ - Auch Reibelaut, Engelaut oder Sibilant, ein nach seiner Artikulationsart benannter Konsonant, z. B. [f, s, v, z]

Funktionale Stimmklanganalyse - Mittel im Stimmdialog, um aktuell den Prozess der Stimmentwicklung zu beschreiben, möglichst in Adjektiven, Patient soll eigene Worte finden. Interventionen in der Therapie richten sich nach den Hypothesen, die sich aus der Stimmklanganalyse ergeben.

Glottis - Stimmritze, die Stimmlippenebene, das Unterdruckventil

Glottisbewusstheit - Propriozeptives Empfinden für die Glottis in Bezug auf Funktion, d. h. Bewegung, Aktivität, Krafteinsatz

Kinästhetik - Bewegungswahrnehmung

Körpertonus - Spannung der gesamten Körpermuskulatur, die situationsbezogen flexibel sein sollte

Kopfregisterbereich - Registerbereiche werden durch Tonhöhe bestimmt, können in Hertz (Hz) oder Notenwerten benannt werden, den Bereich oberhalb von f1 nennt man Kopfregisterbereich.

MSSL - Mittlere gespannte Sprechstimmlage, Grundtonfrequenz, die in der Sprachmelodie am häufigsten auftritt; abhängig von den anatomisch-physiologischen Voraussetzungen des Kehlkopfs. Frauen/Kinder: g–c1, Männer: G–c. Parameter der Stimmdiagnostik

Muskelspindel - Rezeptor

Neurophysiologisch - Das Nervensystem betreffend

Obertöne - Neben dem Grundton bei der Stimmgebung entstehenden Teiltöne, die den Stimmklang bilden

Pharynx - Rachen, bestehend aus Hypopharynx (Eingang zum Kehlkopf), Meso- oder Oropharynx (Mundhöhle, Zungengrund, Gaumenbogen) und Nasopharynx (Nasen-Rachen-Ring). Hinten mündet der Oropharynx in die Speiseröhre.

Phonation - Stimmgebung

Phoniatrisches Gutachten - Gutachten eines Facharztes für Stimm-, Sprach- und Sprechstörungen über die Stimmqualität, setzt sich zusammen aus einer auditiven Beurteilung der Stimme, Stimmstatus und der visuellen Kehlkopfinspektion, dem Ergebnis der indirekten Laryngoskopie und der stroboskopischen Untersuchung der Stimmlippenschwingung (Organuntersuchung des Kehlkopfs)

Prophylaxe - Vorbeugende therapeutische Maßnahme

Propriozeptor - Rezeptor

Prosodie - Zusammenspiel von Sprechtempo, Lautstärke und Sprechmelodie

RAE - Reflektorische Atemergänzung nach der Phonation, reflexhaftes und angemessenes zur Luftkommen durch Lösen der Ventilspannung der Stimmlippen, unwillkürliches Abspannen des Zwerchfells und Lösen der Artikulationsspannung, Teil der Unterdruckventilfunktion

Reflux - Rückfluss von Magensäure in die Speiseröhre, kann auch Stimmstörungen verursachen

Rezeptor - Sinnesorgane im Körper, die Reize aufnehmen und weiterleiten. Propriozeptoren z. B. nehmen die Tätigkeiten der Muskeln, Sehnen wahr; Dehnungsrezeptoren, z. B. die Muskelspindeln, leiten Informationen über den Dehnungsgrad des Muskels weiter an Kleinhirn und Kortex, wo Abläufe durch permanente Rückmeldungen reguliert werden.

Stridor - Hörbares Einatemgeräusch durch Verengung der Atemwege. Man unterscheidet zwischen inspiratorischem (bei der Einatmung) und exspiratorischem (bei der Ausatmung) Stridor.

Subglottisch - Unterhalb der Glottis liegender Bereich, Luftröhre, Lunge

Supraglottisch - Über der Glottis liegender Bereich

Synästhesie, synästhetisch - Verknüpfung von zwei getrennten Sinneswahrnehmungen, z. B. Temperaturempfindung, Sehen oder Hören, Beispiele „warmes Grün", „schrilles Gelb". Menschen, die dies häufig erleben, sind Synästhetiker. Synästhetische Effekte sind einsetzbar, um Stimmungen oder komplexe Wahrnehmungserfahrungen zu erzeugen.

Teilhabe - Begriff, der in der Internationalen Klassifikation der Funktionsfähigkeit, Behinderung und Gesundheit (ICF 2005) verwendet wird, um die Bedeutung der menschlichen Funktionen zu beschreiben. Die Teilhabe, d. h. die Fähigkeit, am gesellschaftlichen Leben teilzuhaben, ist ein wichtiges Beschreibungskriterium von Gesundheit.

Tonisierung - Veränderung der Spannungsverhältnisse in Muskeln oder Muskelgruppen

Tragfähigkeit - Wichtiges (Leistungs-)Kriterium für die Stimmqualität. Die Fähigkeit der Stimme, den akustischen Anforderungen eines großen Raumes zu genügen, d. h. über eine große Distanz gut gehört oder verstanden zu werden, abhängig von der Obertonstruktur des Stimmklangs. Vor allem die Sängerformanten fördern die Tragfähigkeit des Stimmklangs.

Turn-taking - Das bestenfalls ausgewogene Verhältnis von Redeanteil und Anzahl an Wortmeldungen zwischen den Teilnehmern eines Dialogs

UDVF (Unterdruckventilfunktion) - Aktivierung der Stimmlippenebene durch für die Stimmproduktion angemessene Spannungsverhältnisse im Kehlkopf, bezieht sich auf evolutionsgeschichtlich älterer Primärfunktion des Kehlkopfes

ÜDVF (Überdruckventilfunktion) - Aktivierung der Taschenfaltenebene und weiterer supraglottischer Strukturen durch für die Stimmproduktion unangemessene Spannungsverhältnisse im Kehlkopf, bezieht sich auf evolutionsgeschichtlich ältere primäre Schutzfunktion des Kehlkopfs

Glossar

Ventil - Von lateinisch „Wind", Körperstruktur zur Absperrung oder Regelung des Durchflusses von Flüssigkeiten oder Gasen

Ventilton - Der Ton, der bei der Sprengung der geschlossenen Stimmlippen entsteht, wie vor der Vokalbildung, ist genau genommen kein Ton, da es nicht zur Phonation, d. h. zur Schwingung der Stimmlippen kommt. Isoliertes feines federndes Geräusch, das auch Sprengeinsatz, in der Linguistik auch Glottalstop genannt wird

Verbrustung - Subjektive Stimmklangbeschreibung, gemeint ist ein dumpfer, obertonarmer Stimmklang

Vertäubung - Vorübergehende akustische Ausschaltung eines oder beider Ohren mit Oceandrum, knisterndem Papier etc. zum Zwecke der Aktivierung der Selbstorganisationsprozesse der Stimmfunktion

Vibrationsräume - Körperräume oder -strukturen, die auf Vibrationen reagieren und durchlässig mitschwingen

Vokalis - Auch Musculus vocalis; Stimmmuskel in den Stimmlippen

ZNS - Zentralnervensystem, zuständig für Integration, Koordination und Regulation aller von innen oder außen kommenden sensiblen Reize, motorischen Bewegungen, Organtätigkeiten usw.

Stichwortverzeichnis

A

Abgrenzung, stimmlich-
akustische 112
Absorption 170
Add-on 24
– Übung 41, 55
Adjektiv 61
Aggression 119, 142, 143, 153
– destruktive 122
– konstruktiv-kommunikative 122
– unterdrückte 123
Aggressionsmuskeltraining 126
Aggressionsscreening 132
Anblasedruck 17
Animalismus 70
Ansatz, funktionaler 14
Artikulation 28
Atemgeräusch 16
Atmung 178
Audioprofiling 3, 86

B

3+1© Basisfunktion 4, 15, 184
3+1© Basisübung 41
Bernoulli-Effekt 22
Bewegungsneuron 82
Beziehungsebene 79
Burn-out 101
Butterbrotpapier 32

C

Chefrolle 144
Chor 84
Cocktailpartyeffekt 103–104
Compliance 99
Crescendo 44

D

Dampfer 49
Decrescendo 46
Desensibilisierung 127
Direktschall 167
Druckgefühl 35
Durchlässigkeit 176
Dynamik 17, 18, 70
Dynamik-Funktion 45

E

Echo 67
Echowelle 59
Eigenhören 33
Einfühlungsvermögen 77
Empathie 74, 141, 142
– stimmliche 88
Empathiescreening 90
Empfinden 34
Entwicklungsprofil 182
Entwicklungsprozess 7
Esel 109

F

False friends 177
Flow 149
Flüssigkeit 180
Flüstern 181
Fremdhören 33
Frequenz 19
Frosch im Hals 180
Führen 146
Führungsperson 146
Führungsstil 146
Funktion 13

G

Gefühle 64
Gelotologie 65
Gemeinschaftsgefühl 66
Gender 5, 158
Genderforschung 158
Geräusch 26
Gesangsstimme 18
Geschlechterrolle 160
Gespenst 51
Gesundheitsschutz 171
Glissando 46
Glottis 16
Grenze 101
Grenzziehung 102
Grundton 27
Gruppe 148
Gruppenkontext 149

H

Handauflegen 178

Handlungsneuron 82
Hertz 19
Hören 33
Humor 69
Hygiene 180

I

Impuls 120
Indianer 53
Institution 148
Integrität 80, 96, 141, 143, 153
– stimmliche 113
Intellekt 78
Interview 6
Intuition 78

J

Jojo 44
Jubeln 32

K

Kaumuskulatur 177
Kehlkopf 12
Kehlkopfton, primärer 26
Kichern 66
Kiefer 28, 177
Kinderstimme 128
Klangeffekt 59
Klangerlebnis 61
Klangkontakt 84
Klangpost 84
Klangrinne 104
Klangvorstellung 30, 32, 35, 60, 104,
108, 111, 128, 153, 184
Klima 181
Kloß im Hals 25
Knorpel 12
Komfortbereich 42
Kommunikation 85, 121, 138, 185
– analoge 152, 184
Konsonant 28
Kontakt 16, 17, 70
Kontakt-Funktion 42
Kontrolle, postphonatorische 31
Konzept 184
Konzept-Funktion 61
Kraft, funktionale 3, 24

L

Lachen 64
- Stimmübung 70
Lachyoga 66
Lautstärke 18
Leiten 146
Luftballon 86

M

Macht 122
Massage 52
Mitgefühl 77
Motorik 33
Mundboden 177
Muskelspindel 33

N

Nachhall 168
Nachhallzeit 169
Näseln 162
Narration 80
Nasenresonanz 162
Nervensystem, vegetatives 178
Netzwerk 148

O

Oberton 27
Oxytocin 84

P

Papprolle 126
Pause 105, 151
Performance 7, 174, 185
Persönlichkeitsentwicklung 98, 124
Persönlichkeitstyp 125
Persona 145
Perzeptions-Aktions-Mechanismus 78
Pharao 178
Pitch 18, 19, 35
Pitch-Funktion 47
Propriozeptor 33
Protokoll 182

R

Randschwingung 22
Raumakustik 5, 166
Raumbegehung 169
Reflexion 167
Reflexionsgesetz 167

Resonanz 26, 29, 85
Resonanzbildung 58, 108
Resonanzraum 27
Rhythmus 150, 184
Ringknorpel 12
Rolle 185
Rollenskill 144
Rollenspiel 147
Rudel 148
Rückkopplung, resonatorische 50, 106

S

Sachebene 79
Schall 166
- indirekter 168
Schalldruck 168
Schallschutz 166
Schallwelle 58
Schildknorpel 12
Schleimhaut 181
Schleimhautschicht 21
Schleimhautschwingung 49
Schließfunktion 110
Schwingung 16, 20, 22, 70
Schwingungsverlauf 20
Sekundärtrieb 120
Selbstbewusstsein 76
Selbstbild 100
Selbstorganisation 35
Selbstreflexion 100
Selbstwirksamkeit 108
Sensorik 33, 62
Singen 84
Sinnlichkeit 162
3+1 Skill 5, 74, 96, 118, 138, 184
Skill 5, 74, 141
Skillklischee 159
Skilltrainer 41
Skillverteilung 143
Sog 55
Spaßfaktor 5, 64
Spiegelneuron 82, 103
Sprachverständlichkeit 170
Sprechpause 105
Staccato 43
Standpunkt vertreten 44
Stimmentwicklung 128
Stimmerfahrung 60, 87
- positive 60
Stimmforscher 6
Stimmfunktion 138
Stimmgender 158
Stimmhygiene 180
Stimmideal 110
Stimmklang 28

Stimmklanganalyse 125
Stimmklischee 159
Stimmkraft 126, 134
Stimmlippenschwingung 19
Stimmmuskel 44
Stimmsoftware 86
Stimmspeicher 161
Stimmstimmungsbarometer 152
Stimmtraining, funktionales 153
Stimmwechsel 160
Stressreaktion, psychosomatische 110
Strömungswiderstand 52
Synergie 5, 140
- stimmliche 141
Synergieeffekt 140, 148

T

Taschenfalte 25
Team 22, 148, 185
Teamdynamik 149
Tone from the Top 147
Tongebung, inhalatorische 109
Trichter 57
Trieb 76, 120
Tuning, phonatorisches 31
Turn-taking 150

U

Überdruck 25
3+1 Übung 4, 185
Übungsprotokoll 182
Umweltbedingung 181
Umwelteinfluss 3
Umweltfaktor 5, 98, 106
Unterdruck 24, 26, 56, 104, 108
Unternehmensethik 98

V

Ventil 16, 50
Vokale 28
Vokalis 16, 20
Vollschwingung 22, 53

W

Wertvorstellung 98

Z

Ziele 7, 185
Zunge 177